AUTOUR D'UN BERCEAU

(HYGIÈNE)

PAR

Le Docteur Léon DANIS

DESSINS DE HADOL

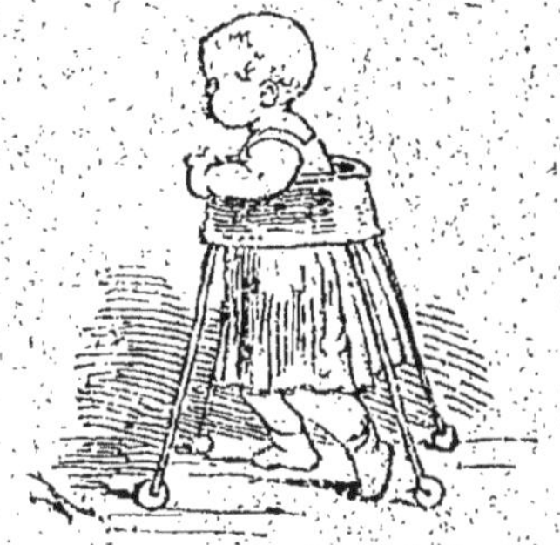

PARIS

E. DENTU, ÉDITEUR

LIBRAIRE DE LA SOCIÉTÉ DES GENS DE LETTRES

PALAIS-ROYAL, 17 ET 19, GALERIE D'ORLÉANS

1874

AUTOUR D'UN BERCEAU

(HYGIÈNE)

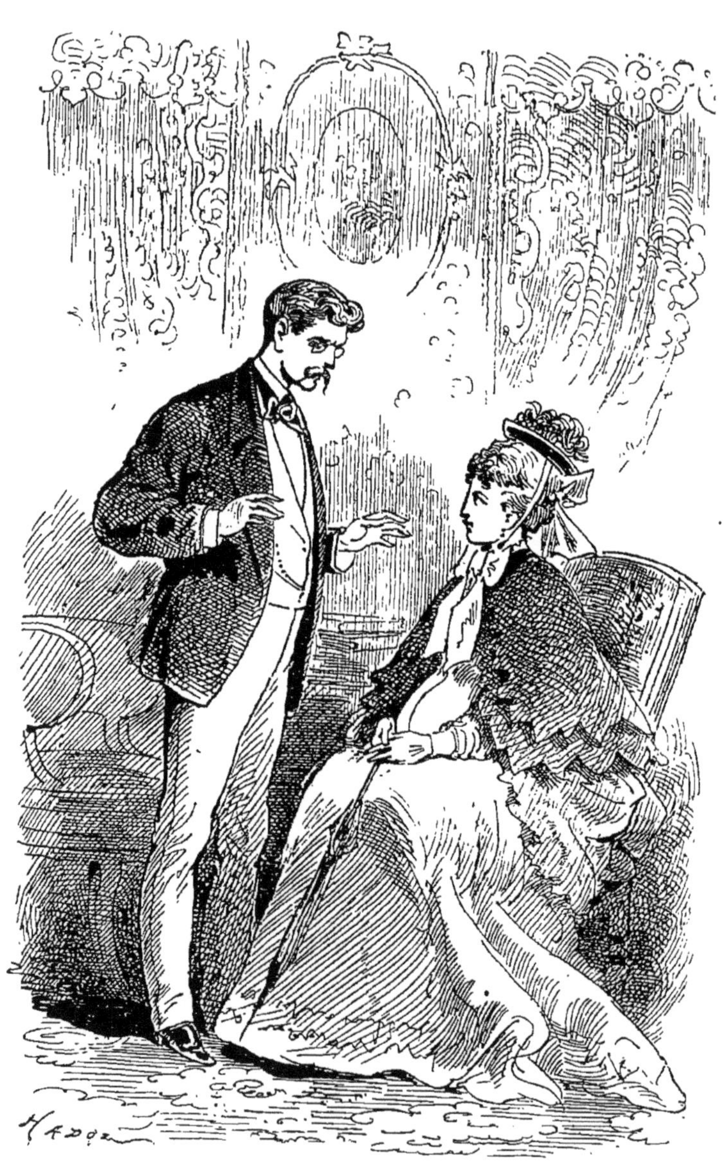

AUTOUR

D'UN BERCEAU

(HYGIÈNE)

Par le Dr Léon DANIS

DESSINS DE HADOL

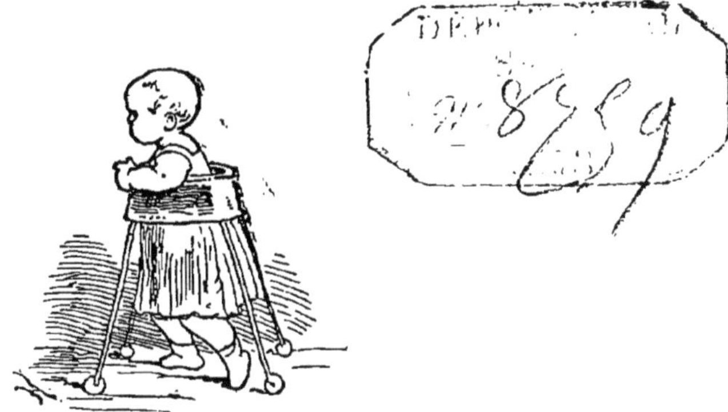

PARIS

E. DENTU, ÉDITEUR

LIBRAIRE DE LA SOCIÉTÉ DES GENS DE LETTRES

17, PALAIS-ROYAL ET GALERIE D'ORLÉANS, 19

1874

AUTOUR D'UN BERCEAU

(HYGIÈNE)

CHAPITRE PREMIER

**OU L'AUTEUR ENGAGE LES MÈRES BIEN PORTANTES
A NOURRIR LEURS ENFANTS**

— Ainsi, docteur, vous me conseillez de nourrir ?

— Oui certes, car tout vous y pousse, de concert avec votre cœur. Brune, avec d'aussi belles dents, une santé parfaite, un caractère heureux, une humeur égale et la sollicitude maternelle que révèle votre désir de savoir, je promets que vous serez une excellente nourrice. Je n'ai pas besoin de vous dire à nouveau les autres signes qui me font juger ainsi, mais fussiez-vous blonde et moins heureusement douée, avec une poitrine aussi saine, vous qui n'avez jamais toussé, avec une famille d'une constitution sans reproche, comme la vôtre : je dirais encore nourrissez votre enfant. C'est la loi de nature, ne le privez pas de ce qui lui est dû : la santé; ne méprisez pas une telle joie, la sécurité qui l'accompagne, et, je dirai plus, cherchez-y la tranquillité, le repos.

— Ah! docteur, vous allez un peu loin, je crois, en disant que je serai plus tranquille, nourrissant moi-même, que si je prends une bonne nourrice.

— Non pas, chère madame, je n'exagère aucunement. Et d'abord, je vous ferai remarquer, en passant, que vous ne manquez pas d'ajouter une épithète souvent bien difficile, pour ne pas dire impossible à appliquer à la meilleure des femmes remplissant ces fonctions près d'un enfant étranger. Je n'insiste pas et veux passer en revue les considérations diverses que je viens de vous faire entrevoir.

La joie... A votre visage, je m'aperçois bien qu'il est presque inutile d'en parler. Vous jouissez d'avance de ce bonheur; vous comprenez d'instinct comme il est doux de continuer à donner la vie à ce cher petit être. Seule, sans rivale, vous aurez son premier et son meilleur sourire. Sourire égoïste, peut-être, mais dont vous me direz quelques nouvelles quand il aura trouvé droit le chemin de votre cœur de mère. Vous le voyez, ce cher enfant, pressé contre votre sein, suçant la vie et l'amour, joyeux d'être à cette table, tout exprès dressée pour lui, n'ayant qu'un mets .... le plus savamment approprié aux exigences du petit corps, merveilleusement en relation avec ce qu'il est déjà, tombant au monde.

C'est votre sang qui a pourvu aux frais de son accroisement, qui y pourvoit à l'heure où je parle. Il est lui et vous, en même temps; vous prenez de la nourriture et la digérez pour deux; il est habitué à votre manière d'être, vous le créez et il s'accommode de ce qui lui advient, le modifiant à son usage. Et quand il sera né, croyez-vous qu'il ne trouvera pas son compte dans votre lait, mieux et plus aisément que chez une autre? Tel est le sang, tel le lait. Pour être blanc, celui-ci n'en continue pas moins, mais par un autre procédé, avec lequel tout est en rapport chez l'enfant, le travail commencé par son frère à la couleur rouge. C'est pour cela-même qu'il est naturel d'observer qu'une femme, allaitant son enfant propre, puisse le développer au mieux, en faire ce qu'on appelle un bon nourrisson, quand elle verrait dépérir et succomber dans les convulsions celui d'une autre confié à ses soins.

Cela résulte du rapport intime qui existe entre les deux : mère et enfant, de l'habitude qu'a celui-ci, dès la conception, de se nourrir d'aliments préparés suivant la même manière par l'organisme maternel; aux premiers temps de la vie surtout, car le lait est juste ce qu'il faut, séreux, comme du petit lait, puis acquérant une consistance plus grande au fur et à mesure que les organes du nourrisson deviennent plus forts.

Pour vous-même, il serait encore préférable d'allaiter, car, ne le faisant pas, on est plus plus sujette aux incommodités, suites de couches. C'est un équilibre rompu, des douleurs fréquentes, sans parler des congestions, de la fièvre de lait plus forte, des abcès, des engorgements du côté des organes contenus dans la poitrine et l'abdomen. Lorsque la santé et les conditions nécessaires sont telles qu'il les faut, une femme est aussi intéressée à nourrir son enfant que celui-ci à demander le lait maternel, pour le présent et pour l'avenir; car, si on allaite le premier, on s'évite des souffrances et des difficultés pour les autres, ce qui est à considérer également, n'est-il pas vrai ?

Et la joie, pour y revenir, car je cause et me perds en digressions, — très-sérieuses pourtant,—la joie du devoir accompli mérite d'être mentionnée. Elle entre pour beaucoup dans la somme de jouissances que ressent une mère nourrice. S'il arrive malheur, elle n'a rien à se reprocher, elle a donné son sang, son temps, ses forces les plus vives. La douleur est amère, mais non doublée par le regret poignant de se dire que, peut-être, elle eût pu faire mieux son office maternel.

Tenez, madame, je connais une jeune femme, toute mignonne, bien portante il est vrai, ayant quelques caractères autorisant à la laisser nourrir, mais pour laquelle je craignis un peu trop de son apparence : je lui conseillai de prendre nourrice. Le choix fut malheureux. C'était dans une petite ville d'un pauvre pays; les belles femmes nourricières que l'on trouve à prix d'or dans les grands centres, y sont rares; néanmoins cela marcha pendant quelque temps. Mais, une nuit, l'enfant, qui paraissait tourmenté depuis deux ou trois jours, fut pris d'une violente diarrhée, de coliques atroces sans trève ni répit, avec tous les symptômes du choléra des enfants. Vous dirai-je les cris du pauvre petit être, le désespoir du père et de la mère? Vous les comprenez de reste. Pendant deux jours, cela fut ainsi. Nous reconnûmes que le mal venait de la nourrice, on en prit une autre, et, grâce à elle, plus qu'aux remèdes, le calme revint. C'était pitié de voir l'enfant, comme il avait dépéri, comme ses jambes s'allongeaient pendantes, la tête allant de droite et de gauche, au moindre mouvement qu'on imprimait au corps..... Et le tout ne fût pas arrivé, sans doute, avec la mère; plus tard, je vous en dirai la raison.

Enfin, et heureusement, le petit malade revint, se rempluma et, depuis, on est tout joyeux de le voir avec sa bonne figure pleine et fraîche, ses jambes fermes et marbrées. S'il fût mort, la mère eût été inconsolable et, pourtant, il n'y avait pas de sa faute; c'était la mienne, je m'étais trompé, voulant trop bien faire, et fus soulagé d'un grand poids quand je vis tout rétabli dans l'ordre.

Et la mère, cette petite femme, le croiriez-vous, elle fut trois jours et trois nuits sans dormir, ayant presque constamment son enfant sur les bras, donnant bains et lavements, surveillant la chaleur des cataplasmes, l'heure de la potion, etc...sans témoigner de fatigue!... A la fin du troisième jour, un mieux sensible, dû à la nouvelle nourrice, se manifesta, je vis l'enfant sauvé et crus pouvoir le dire. La pauvre petite mère s'endormit alors sur une chaise; elle tomba moulue, brisée, anéantie. Il fallut la porter dans son lit, où, comme un plomb, elle dormit douze heures. A son réveil, elle craignait encore, ayant eu des rêves effrayants, mais l'enfant avait dormi, bien bu, la diarrhée avait cessé, il était décidément hors de tout péril.

On ne saura jamais toute l'énergie d'une mère, la force qu'elle a, plus grande que celle d'un homme.

Dieu l'a faite ainsi, et si elle peut résister à ces fatigues, à plus forte raison à cela de nature. Si elle porte sans souffrir neuf mois durant dans son sein, elle peut aussi nourrir : l'une des épreuves consacre la possibilité de l'autre.

—Très-bien, cher docteur, la joie, je la sens ; le repos de la conscience, je le vois ; mais la sécurité, qu'entendez-vous par là ?—Bien que mon lait futur soit mieux en rapport avec la constitution de mon enfant,—vous voyez, j'ai bien compris, — ne serai-je pas plus sûre de le donner à telle bourguignonne, dont l'enfant superbe sera un certificat pour la mère, ajouté à sa belle mine et aux autres conditions que vous lui demanderiez ? Ne pourrai-je pas croire qu'il viendra plus gros, plus fort, car cette femme a fait ses preuves.

—C'est possible. Mais saurez-vous, saurai-je tout ?.. Je vois l'enfant, il est splendide, la mère robuste, saine, le lait parfait, j'admets toutes ces choses. Croyez-vous que ce soit tout? Votre nourrice ne sera-t-elle pas gourmande, et alors elle mangera..., mangera outre mesure, elle ne saura pas résister à ce cornichon, à cette épice, cette salade, ce café, et, alors, trouble du lait par excès de nourriture ou usage d'aliments contraires. Chez elle, à la campagne, le régime est simple : peu de viande, pas de vin, le travail; chez vous : abondance de ces choses, excepté la dernière, remplacée par la paresse, l'inaction, une nourrice qui se respecte n'ayant à faire que soigner l'enfant, se promener et engraisser.

Sera-t-elle coquette? — Aimera-t-elle dans son oisiveté? — Alors craignez tout, et plus même que si elle était grosse mangeuse. Ce fut le cas de la nourrice, fille romanesque et passionnée, qui rendit si malade l'enfant dont je vous parlais tout à l'heure. Jugez, d'après la gravité de ce qui arriva.

Sera-t-elle impressionnable, colère; sera-t-elle bon cœur ou mauvaise? Sujette à s'émouvoir, son lait sera bien en danger; colère, il suffit d'un accès pour tuer votre enfant, je l'ai vu et vous le certifie. Si elle n'a pas un bon naturel, méfiez-vous des soins qu'elle donnera au petit, le laissant crier de soif, pleurer de froid dans ses langes mouillés; le maniant sans précautions, quelquefois s'impatientant contre lui. Et toutes sortes de misères qu'elle lui fera supporter, voyant dans l'affaire l'argent qu'elle doit toucher et rien autre, sans conscience ni sentiment. Car la nourrice devrait aimer son élève, et où trouver plus de garantie d'amour que chez la mère ?

Sera-t-elle prudente, notre perle au physique ? Ne donnera-t-elle pas à boire au froid, s'exposant à voir ses mamelles s'engorger ? La nuit, ne prendra-t-elle pas le nourrisson dans son lit, pour ne plus être réveillée par ses cris, s'exposant à l'étouffer ? Le changera-t-elle bien, sans le refroidir, sans trop le serrer, sans précautions, en un mot ?

Et puis, après tout cela, vous serez à vous demander encore si elle n'aura pas le mal du pays, de son enfant, de son mari, de son amant, si elle...

— Docteur, vous êtes effrayant.

— Vous voyez bien, madame, que c'est à peine si vous aurez une minute de repos, en songeant à ces choses. Sans cesse il vous faudra surveiller cette femme, la quittant à peine de nuit, vous relevant même quand vous entendrez votre enfant qui pleure, négligé tant soit peu. Vous verrez à ce que la nourriture soit bien réglée, les promenades prudentes, les soins aussi complets que possible. Mais alors, autre écueil, vous agacerez la nourrice, elle se plaindra de ce que l'on est toujours *sur son dos,* elle deviendra difficile, impertinente, vous menacera de quitter.

Dans ce cas, je conseille aux mères de ne pas s'alarmer trop et de chercher autre part, sans que la nourrice se doute de rien, puis, une fois munies, de renvoyer le mauvais caractère aigri. Il n'y a pas de danger pour un enfant de changer sa nourrice pour une autre dont le lait se trouve bon, à peine s'en aperçoit-il quand les deux laits se valent, et l'on n'a qu'à se louer de remplacer par une meilleure alimentation une nourriture sujette à varier par suite d'une humeur changeante.

Vous parlerai-je encore de la tyrannie à laquelle vous serez en butte sous le rapport du régime? J'ai vu des filles qui chez elles étaient dans la misère, mal nourries, mal vêtues, à peine couchées décemment sous une mince couverture, et, quand je les trouvais nourrices quelque part, il n'y avait plus de lit assez moelleux pour leurs membres délicats, de nourriture assez bonne pour leurs palais difficiles. Le régime des maîtres les faisait sourire de pitié.

Puis vient encore la question du gage, on vous mettra, comme elles disent, *le marché en main* à la moindre occasion, et si vous avez affaire à une nourrice qui convienne à votre enfant, vous passerez par où elle voudra. C'est une question accessoire, lorsqu'il s'agit de la santé d'un être qu'on aime, mais encore est-ce un sacrifice et parfois on peut trouver que cela revient un peu cher.

Et toutes les friponneries, les infamies que l'on pourrait citer de celles qui, n'ayant plus de lait, présentent quand même le sein. On s'étonne que, depuis huit jours et quelquefois plus, l'enfant dépérisse, qu'il crie sans trêve ni repos et se mette en colère lorsque la nourrice veut lui donner à boire. On interroge. C'est qu'il y a trop de lait, dit la misérable,

il vient trop fort, cela fâche le petit méchant.
On regarde. L'enfant a les lèvres sèches, le
sein ne contient plus une goutte, votre bébé
meurt de faim, un peu plus il était trop tard.

Il n'est pas un médecin qui, interrogeant
ses souvenirs, n'ait quelque exemple de ce
genre à citer. Je me rappelle un fait analogue,
moins cruel que ceux où une femme, impi-
toyable dans sa féroce avarice, laisse périr de
faim un pauvre petit sans défense, mais qui
prouve les roueries inimaginables que l'on
affronte en prenant un tel parti. L'enfant avait
trois mois, sa nourrice l'avait dès la naissance ; bien examinée, elle offrait tous les caractères désirables : beaux cheveux, belles
dents, peau riche, lait de deux mois, parfait,
et le reste à souhait. Les choses se passèrent
magnifiquement pendant deux mois, le petit
venait à ravir, il était gai, frais et rose, dormait on ne peut mieux, on était enchanté.
Mais on le vit pâlir, s'agiter, devenir maussade, pleurer, ne plus dormir, perdre ses petits mollets si fermes, être pris de diarrhée,...
dépérir, en un mot, avec la rapidité que cet
âge y apporte dans la maladie. C'était un pre-

mier-né. Aussi les parents, dans leur inexpérience, voyant son état prospère, avaient à peine surveillé jusqu'alors. Inquiets, ils firent chercher le médecin. Quand il arriva, la nourrice n'était pas prévenue et fut surprise donnant à boire au moment où l'on entra dans la chambre. On la vit boutonner vivement son corsage et se lever toute rouge, d'un air confus. Le médecin, — je le connais et pourrais vous dire son nom, — voulut s'expliquer un mouvement qui donnait à penser, et ce ne fut pas sans peine qu'il la décida à montrer son sein. Il n'y avait plus de lait, que pour mémoire,... mais un tube de caoutchouc s'échappa brusquement, du lait coula,... un biberon dans l'aisselle faisait office depuis trois semaines.

— Est-il possible? Vraiment c'est à n'y pas croire; aussi j'avais bien d'autres questions à vous faire, je ne sais plus que dire. Tenez, docteur, vous seriez bien aimable de revenir me faire quelques autres conférences; je me préparerai, nous discuterons encore; aujourd'hui je suis bien décidée à ne pas prendre une de ces mauvaises femmes.

— Elles ne sont pas toutes ainsi, madame, je vous fais entrevoir les terribles chances, on peut avoir le malheur de tirer un mauvais numéro ; je vous parle avec ma conscience et reprendrai quand il vous plaira le sujet d'aujourd'hui.

CHAPITRE II

A quelques jours de là, je revis cette dame et lui demandai quel était le résultat de ses réflexions, si mon plaidoyer en faveur de l'allaitement maternel l'avait définitivement gagnée à ma cause.

— Mon Dieu! fit-elle, vous savez bien, docteur, que c'est mon désir de mère, je sens que mon devoir est là, j'aurais peur de ne pas bien faire et pourtant je crains encore. Non pas pour moi, je ne suis pas égoïste à redouter la fatigue; si je l'étais, je voudrais au contraire garder à moi seule mon enfant, mais je ne suis pas encore bien fixée sur les inconvénients des nourrices. Vous m'en avez dit beaucoup, ils sont, n'est-il pas vrai, surtout pour les femmes que l'on prend chez soi; mais les nourrices qui emportent l'enfant dans leur pays, au moins celles-là n'ont pas de chan-

2.

gement de régime, elles n'ont aucun sujet de nostalgie?

— Plus mauvais encore que l'autre système. Non, la nourrice n'a pas le *mal du pays*, son lait ne varie pas à la suite de modifications dans la nourriture, mais votre enfant? Pauvre petit abandonné, criant dans son berceau, de soif, de froid, dans ses langes mouillés, tandis que la femme vaque aux travaux du ménage, éloignée de lui, le laissant à l'étourderie d'un gamin de huit ans et à toutes les terribles conséquences d'une garde pareille. Que de fois n'a-t-on pas vu des animaux domestiques ou immondes, des chats, des chiens ou des pourceaux, dévorer, étouffer un jeune enfant dans une de ces chaumières où bêtes et gens vivent côte à côte, profitant de l'absence du petit gardien, qui va jouer dehors, pour s'élancer sur le berceau et immoler ou défigurer l'innocente victime de tant d'incurie.

Qui vous dit encore que le frère de lait ne continuera pas à prendre sa large part de ce qui devrait être à votre enfant seul? On y suppléera par une alimentation mal comprise :

du café au lait, des panades, des soupes gros-
sières, et vous serez bien étonnée de revoir
votre petit ange bouffi des premiers jours,
chétif aux membres grêles et au gros ventre,
à moins qu'il ne meure et soit remplacé par
le bourguignon. C'est chose plus commune
qu'on ne pense dans ces pays où l'on a des
enfants pour devenir nourrice. En telle matière, quand cela tourne au métier, adieu la
probité et les sentiments maternels, ils sont
remplacés par la dureté de cœur et les calculs
cupides. Je me bornerai sur ce point des sub-
stitutions volontaires à vous rapporter un seul
fait, mais bien authentique, attesté par M. Ro-
det, chirurgien très-distingué de Lyon : « Un
habitant de M... eut un fils qu'il confia à une
nourrice de la campagne. Quelques mois après,
il réunit à table ses parents et ses amis, et
pour que la fête fût complète, il fit venir sa
nourrice et son enfant. Les convives s'exta-
sièrent sur la bonne mine de celui-ci, et, sur
leurs instances, le père ordonna à la nourrice
d'ouvrir les langes, afin que l'on pût juger de
la beauté de son corps. La nourrice s'exécuta
avec peine, mais il fallut céder. Quel fut l'é-

tonnement du malheureux père! Son fils...
était une fille. »

En effet, votre enfant mort, que devenir?...
le bénéfice est perdu, et la tendre mère, pour
se tirer de peine, donne le sein à son petit
bonhomme, seul alors, — quand les âges sont
les mêmes, s'entend, — le troc se fait entre la
tombe et la vie.

Je sais bien que l'on peut choisir une femme
dont l'enfant ait huit ou neuf mois, et alors il
est très-probable qu'il sera réellement sevré.
Mais ce lait est bien vieux pour les organes
délicats de votre nouveau-né, il le digérera
mal, aura des vomissements, dépérira et
sera, sans aucun doute, longtemps à se mettre
en bonne voie, heureux s'il finit par s'en ac-
commoder à peu près, plus heureux encore si
vous arrivez à temps pour lui chercher autre
part une autre nourrice plus récemment mère.

Loin des parents, que ne font-elles pas du
pauvre petit! On prétend que certaines admi-
nistrent à leurs nourrissons des médicaments
pour les faire dormir et n'être pas incommo-
dées par leurs cris (1). Comme l'enfant n'a pas

(1) «Dans une grande partie de l'Angleterre, la vente

été promené, parce que la nourrice avait autre chose à faire, comme il n'est pas disposé à dormir par un exercice en plein air pur, comme la femme sans cœur veut passer une bonne nuit, elle recourt à ces moyens odieux et compromet ainsi doublement la santé du pauvre petit martyr délaissé. Je n'ai pas eu le malheur d'observer ces choses moi-même, mais j'ai vu fréquemment des hernies résulter de l'indifférence avec laquelle on laisse crier les enfants pendant des heures entières. C'est bien souvent une infirmité incurable, à laquelle les soins attentifs d'une mère n'eussent pas exposé.

A la campagne encore, si l'enfant souffre

des préparations narcotiques a atteint des proportions vraiment effrayantes. On les vend publiquement dans les villes manufacturières, dans le but de permettre aux mères d'aller travailler à la manufacture. A Ashton, la vente des teintures narcotiques, qui a lieu chez quinze marchands, est en moyenne, par semaine, de 6 gallons 2 quarts et 1 pinte 1/2. De même, à Preston, 21 droguistes vendent chaque semaine 28 livres de *cordial de Godfrey*, 18 livres de *préservatif des enfants*, 16 livres de sirop de pavot, 1 livre d'opium, 7 livres de laudanum, 9 onces d'élixir parégorique; en tout 68 livres de drogues narcotiques destinées à narcotiser les enfants, et qui détruisent dans leur source les forces de ces victimes. »

(BOUCHARDAT.)

de la réapparition de l'événement qui chaque mois rend visite aux femmes, on ne le dira pas et à chaque fois ce seront des malaises, des coliques pour le nourrisson qui, impres-

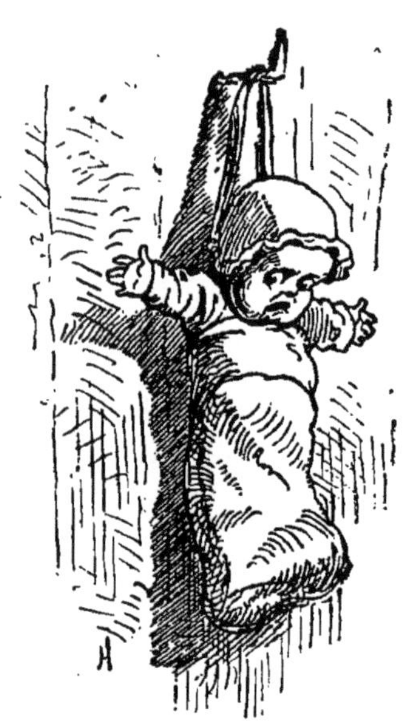

sionné périodiquement, n'a presque pas eu le temps de se remettre que déjà cela recommence. De la sorte on a souvent une santé compromise, quelquefois une constitution assez profondément altérée. Et si la nourrice devient grosse, elle le cachera soigneusement. Comme le lait perd beaucoup alors, l'enfant s'en ressentira, et l'on cherchera encore à y remédier par une alimentation mal comprise et donnée trop tôt.

Il faut s'inquiéter en outre des rapports de la femme avec son mari, car il est nécessaire qu'ils vivent en bonne intelligence, dans une maison saine, bien aérée, propre, faisant bon ménage, dans lequel votre enfant n'ait à redouter ni la mauvaise humeur de l'homme, ni la négligence de la femme, pas plus qu'un air vicié de l'appartement. Car le danger est partout : il commence au voyage, souvent funeste aux enfants qui, par une température trop froide, s'en vont dans un pays éloigné ; il se continue tout le temps que le nourrisson est dehors. C'est en effet une source de revenu, moins bien soigné qu'un champ, puisqu'il ne rapporte pas en proportion de la peine qu'on prend à le faire prospérer, l'avarice et la dureté de cœur qu'elle engendre poussant au contraire à le négliger pour ne pas y mettre trop de temps. Ces gens-là s'émeuvent très-peu en cas de maladie, quand il s'agit de leurs propres enfants ; souvent ils n'ont pas idée même de les soigner ; le méde-

cin et les remèdes coûtent... Si c'était un
petit de leurs bêtes, à la bonne heure!...
Comment voulez-vous qu'ils s'inquiètent du
vôtre? Ils ont vraiment bien autre chose à penser. Et s'il devient malade, on ne vous le dira
que trop tard, pour ne pas vous alarmer et
que vous ne le retiriez pas.

Je lisais tout à l'heure le *Figaro* ; justement je l'ai sur moi, écoutez cette lettre d'un
père :

« Monsieur le rédacteur,

» Je prends la liberté de vous adresser
une question qui intéresse tout le monde
des ouvriers de Paris et tous les parents
en général.

» Lorsqu'un bureau de nourrices procure
à des parents une de ces femmes, en donnant
sur elle des renseignements inexacts, et par
suite trompeurs, qu'il s'en suit un accident,
qui est-ce qui est responsable?

» Le 15 août dernier, ma femme mettait
au monde un enfant du sexe masculin, réunissant (telle est l'attestation de la sage-
femme), toutes les qualités de viabilité et de
forces désirables.

» Nous nous adressâmes à un bureau que je désignerai à la préfecture de police ; ce bureau nous procura une nourrice, recommandable, d'après lui, possédant deux vaches, etc., etc., enfin une nourrice à laquelle nous pouvions confier notre enfant en toute sécurité.

» L'enfant est parti le 19 août, plein de vie et de force, et le 11 septembre, à neuf heures du soir, *il mourait d'inanition !*

» Le fait paraît incroyable, car l'humanité repousse l'idée d'une telle cruauté de la part d'une femme, et cependant le témoignage du médecin qui a visité l'enfant (après sa mort) et celui de tous les habitants de la commune où l'enfant était placé, seront à ma disposilion aussitôt qu'il me le faudra.

» Veuillez agréer, monsieur le rédacteur, mes civilités empressées.

» A. THIRY. »

Croyez-moi, la moralité est complètement perdue dans les pays où existe l'industrie nourricière. Et si, malgré ce que je viens de vous dire, vous vouliez une nourrice au dehors, il faudrait choisir une localité le plus près possible pour surveiller et faire des visites sans prévenir. On prend l'état de choses sur le fait et combien de fois ne trouve-t-on pas l'enfant seul et criant dans la malpropreté. Ce serait chez des cultivateurs ayant une vache, parce que, au moins, en cas de tromperie, on lui donnerait du lait de cet animal, ce qui n'arrivera pas chez des ouvriers qui lui font manger des panades, des bouillies, le plus tôt possible, heureux quand ils ne donnent pas pis.

Je vous dis tout cela comme si vous alliez adopter ce moyen, mais j'en serais désolé, car votre enfant serait exposé au rachitisme, au dépérissement et à une mort prématurée, conséquences fréquentes des nourrices à la campagne.

— Mais il n'est donc pas possible de vous faire trouver autre chose de bien que le lait maternel?

— Non, madame, rien d'aussi bon. Je ne parle pas de parti pris, mon dire repose sur l'expérience.

Les Chinois, ne riez pas, car ils ont des

qualités, les Chinois, dis-je, nous ont devancés là comme en d'autres points. Ainsi, leur livre des rites s'occupe de cette question si importante, et il n'est pas permis de donner une nourrice autre que la mère sans justifier des qualités physiques de la femme qui nourrira et de l'impossibilité pour la mère de remplir son devoir. Ils sont d'accord en cela avec les meilleurs esprits de notre temps, les observateurs les plus consciencieux. Tous vous diront : en première ligne, l'allaitement par la mère, quand il est possible, c'est-à-dire quand la santé, les apparences voulues sont constatées bonnes par le médecin. J'ai l'honneur d'être le vôtre et je vous engage à nourrir. Je continuerai toutefois à vous exposer les inconvénients des autres modes suivis pour nourrir un enfant, car je voudrais vous convaincre et non pas me borner à vous dire : Voilà, nourrissez, c'est ce qu'il y a de meilleur, sans plus d'explications.

Je continue donc.

En seconde ligne, vient l'allaitement par une femme autre que la mère. On est bien forcé d'y avoir recours lorsque celle-ci est maladive, fatiguée, d'une poitrine faible, l'enfant chétif, auquel il faut un bon lait, propre à le reconstituer en quelque sorte.

Si nous étions obligés de nous mettre en quête d'une nourrice, je prendrais une fille de vingt-cinq à trente ans, qui n'en soit pas à son premier enfant, sans quoi elle serait inexpérimentée. On pourrait savoir combien de temps elle a nourri ses premiers-nés, apprécier leur développement et l'on ne s'adresserait pas à une femme mariée, pour les raisons de ménage que je vous disais l'autre jour et tout à l'heure. Il serait bon qu'elle fût le plus près possible de ses couches, un mois par exemple, parce que son lait se rapprocherait plus de celui qui convient à l'enfant par sa composition moins riche en éléments nutritifs dont la digestion réclame un estomac plus fort. Mais c'est difficile, bien souvent, car la femme n'est pas remise encore et l'on peut aller jusqu'à cinq ou six mois sans inconvénient; plus tard, c'est déjà du lait trop vieux.

Il en est de même si l'on change de

nourrice; celle que l'on prend ne doit pas avoir du lait plus jeune que l'enfant, ce serait le défaut contraire du précédent; il n'y aurait pas assez de principes nutritifs.

Je la choisirais gaie, insouciante, propre, d'humeur facile, point maussade ni jalouse, et intelligente. Je la voudrais un peu grasse, au teint net, aux couleurs de santé, aux gencives fermes et roses et aux belles dents, —(quand on mâche bien, on digère bien; quand elle digère comme il convient, une nourrice a de bon lait.) — Je verrais son enfant, et d'après lui, je tirerais de bons ou de mauvais signes pour le nourrisson futur, — me tenant en garde contre la fraude qui loue un bel enfant et vous le présente d'emprunt, pour vous en imposer.

Dès le moment où il serait convenu qu'elle entre chez vous, elle s'occuperait d'une pension pour son enfant, et si vous habitiez une petite ville, madame, ce serait un grand avantage, car la nourrice pourrait le mettre près d'elle, le voir souvent et n'être pas inquiète, surveillant les soins qu'on lui donne.

Car il y a deux existences en jeu par le fait du nourrisson de famille riche qui vole l'enfant pauvre, en payant sa mère. C'est un point à considérer aussi que la vie du petit sacrifié auquel, tout à coup, le bon lait, chaud à point, fait pour lui, vient à manquer. Il en est un certain nombre qui ne résistent pas à la privation, d'autres qui languissent, tous en souffrent plus ou moins, et l'on doit regretter amèrement qu'une vie ait été sacrifiée pour un des siens, que l'être auquel on tient le plus se soit développé sur le cercueil d'un autre. Je vous avoue que si j'avais un enfant, pour lequel je fusse obligé de prendre une nourrice, et si un sevrage anticipé faisait périr le petit frère de lait, j'en aurais un éternel chagrin, peut-être un remords. J'ajouterai cette appréhension terrible aux autres motifs que je vous ai donnés pour ne pas prendre de nourrice, lorsque la mère peut allaiter.

— Et que pensez-vous d'une chèvre?

— J'allais y venir. C'est ce que l'on appelle l'allaitement par une femelle d'animaux. Ce genre d'élevage, qui a du bon, est peu suivi;

on a varié dans le choix des sujets, depuis
Cyrus nourri par une chienne, Pélias par une
jument, Atalante, par une ourse, Esculape,
par une chèvre, jusqu'à Romulus et Rémus,

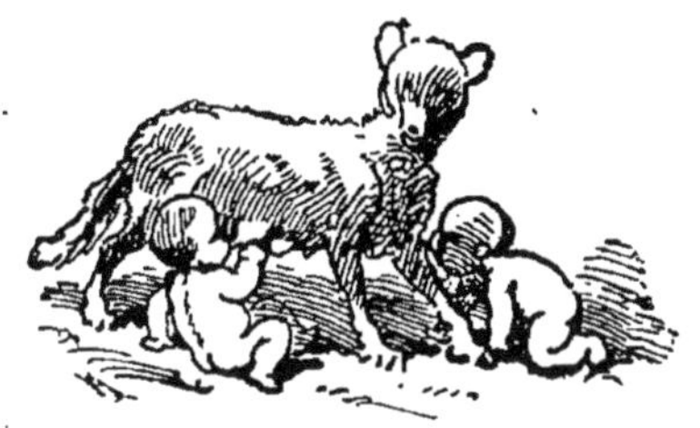

Romulus et Rémus.

illustres fondateurs de Rome , recueillis et
allaités par une louve et dont l'exemple ne
fut pas imité, que je sache. Généralement on
préfère les chèvres. C'est moins embarrassant et, au bout de peu, l'animal est assez
attaché à son nourrisson. Je n'ose pas en dire
de mal, car je les crois supérieures aux mercenaires que je ne voudrais pas voir chez
vous.

On les choisit d'un naturel doux, et il faut
prendre garde à leur pétulance au début. Il
est préférable qu'elles soient blanches, car
le lait a moins d'odeur, et l'on s'arrange

pour en avoir qui aient mis bas depuis peu, afin que le lait ne soit pas trop nourrissant.

La chèvre est très-utile quand on veut faire passer dans le lait des médicaments à l'adresse de l'enfant, et quand l'usage de ces remèdes pourrait être nuisible à une nourrice. Chez vous, madame, ce ne sera pas le cas, j'en suis sûr, et je pense qu'il vous serait peu agréable d'installer la plus honnête de ces gracieuses et capricieuses bêtes dans votre chambre à coucher, ou tout près, à portée de l'enfant.

Les chèvres les mieux élevées sont parfois très-inconvenantes et l'on ne peut se dispenser de les avoir, non pas à l'écurie, mais dans l'appartement. Vous le pensez bien et vous devinez que la manière de se servir de ces nourrices à quatre pattes doit être peu commode. Le jour, cela va encore ; si l'enfant a soif, vite on court au réduit de la chèvre, et tout est pour le mieux quand l'enfant tient son affaire ; mais la nuit, on ne peut se relever pour agir de même..... Enfin, je ne crois pas que l'allaitement par femelles d'animaux soit aisé à conduire ; il y faut beaucoup de peine et d'ennuis avec une chèvre, avec une vache, ce doit être pis encore.

En quatrième ligne, vient l'allaitement mixte.

— Oui, je sais. Mon mari me disait : Si tu nourris, je voudrais que tu eusses au moins tes nuits calmes, sans fatigue, tu donnerais à boire le jour et l'enfant coucherait près d'une bonne qui lui ferait prendre du lait de vache, dans un biberon, tenu chaud sur une lampe. De cette façon, tu te reposerais et le bébé n'aurait pas à se plaindre : de bon lait, bien doux, cela serait son affaire.

— Ceci n'est pas, à proprement parler, l'allaitement mixte et, pour mieux dormir, on peut adopter le système que vous dites. Pourtant cela ne vaudra jamais le lait seul de la mère, en supposant même celui de la vache le meilleur et le plus naturel possible. Il n'est pas facile de l'avoir tous les jours tiré de la même bête, sans mélange de plusieurs, et toutes ces conditions correspondent à autant de dangers. En outre, pour le donner à boire, il faut des précautions sérieuses,

que la bonne, insouciante ou paresseuse, né-
gligera bien souvent, croyez-moi.

De même pour les soins de propreté. Si l'enfant crie, se trouvant mal à l'aise dans son maillot souillé, la fille lui donnera le biberon pour
le calmer et le changera le moins possible.
C'est pourquoi un certain nombre de mères
font coucher près d'elles enfant et bonne,
pour surveiller et stimuler, mais alors il faut
de grandes chambres pour que l'air ne soit pas
malsain. Le sommeil est un peu moins tranquille, mais on gagne à ce système de n'être
pas épuisée en donnant le sein la nuit, tout
en n'exposant pas la santé de l'enfant. Si l'on
pourvoyait soi-même à cette organisation,
cela vaudrait mieux encore. J'ai grande confiance au cœur des mères pour tous ces détails minutieux et importants, j'en ai très-
peu dans l'apathie d'une salariée pour laquelle
tout est assez bien, car elle ne se rend pas
compte et néglige ce qu'elle regarde comme
ayant peu de conséquences.

On a recours au système mixte dans le cas
où la mère a peu de lait, quoique bon;
lorsqu'il n'est pas assez nourrissant; ou quand

on a lieu de craindre trop de fatigue. On
donne alors du lait de vache ou de chèvre,
dans les premiers mois, puis des bouillies ou
panades. C'est un supplément, une manière
de parer à l'insuffisance du lait maternel. On
y arrive quelquefois par suite de la diminu-
tion imprévue dans la secrétion du lait et cela
peut être nécessaire quand il y a peu d'aisance dans le ménage. Car on ne prendrait
pas de nourrice à domicile et la mère, aidée
par du lait d'animaux, est préférable à la
femme qui emporte l'enfant chez elle. Mais
alors il faut surveiller de très-près le petit
être pour chercher une nourrice à la moindre
apparence de danger.

On doit y apporter aussi beaucoup d'attention, lorsque, vers la fin du troisième
mois, on donne des aliments plus substan-
tiels : panades ou bouillies, tapiocas et autres.
Il faut aller graduellement et suivre les leçons
de la nature, qui ne fait rien sans transitions
ménagées. Si l'on regarde autour de soi, les
animaux qui nous avoisinent, on voit leur
admirable instinct les servir mieux que nos
combinaisons les plus ingénieuses et tous les

mammifères donner longtemps, et sans rien autre, du lait à leurs petits délicats. Les organes, aux premiers temps de l'existence, sont les plus sensibles que l'on puisse imaginer et il leur faut des ménagements extrêmes ; le moindre écart dans les conditions de leur nourriture se traduit par des coliques et des vomissements. L'enfant vit par l'estomac et les intestins, c'est à eux qu'est le premier rôle, il faut bien se garer de les irriter par une alimentation défectueuse.

En somme, l'allaitement mixte est un pis aller, préférable à celui d'une nourrice au dehors, inférieur à celui d'une bonne nourrice sur lieu. Mais à tous ces systèmes, il faut préférer la mère seule et ne pas recourir de gaîté de cœur aux expédients, si le lait est bon et en quantité suffisante... vous souriez, madame ?

— Oui, docteur, mais rassurez-vous, je suis bien près d'être convaincue.

— Et vous aurez raison. — On a fait le relevé des enfants morts en bas âge, et l'on a constaté des chiffres énormes, par suite du nombre restreint des mères qui nourrissent.

Tous, ou à peu près, meurent à la suite d'irritation, d'inflammation de l'estomac et des intestins, ce qui indique la cause du mal : absence de nourriture appropriée.

On a parlé des jeunes animaux; ils meurent beaucoup moins que dans l'espèce humaine, cela est certain et l'on a dit a dit avec raison qu'il n'est pas dans l'ordre naturel de voir succomber autant d'individus dans la première enfance.

Il faut considérer néanmoins que chez nous le nouveau-né paie souvent de la vie les excès de ses parents et qu'il hérite de maux inconnus aux êtres *sans raison*. Mais leur exemple est bon à suivre : n'abandonnons pas à d'autres la mission d'élever nos enfants; nous avons déjà fait de grands progrès, ne nous arrêtons pas en chemin. On croirait à peine aujourd'hui qu'à la fin du siècle dernier, les mères eussent l'incurie de se confier à des femmes nommés *messagères*, coureuses immorales, chargées de placer l'enfant et de le ramener plus tard, ne disant pas à qui elles le remettaient. Ce fut l'objet de la sollicitude d'un lieutenant-général de la police à Lyon. Voici un extrait, copié pour vous, du mémoire que cet honnête homme, Prost de Royer, fit en 1777, pour appeler la protection du gouvernement sur les pauvres petits malheureux, victimes de tant d'infamies :

« Le 23 juin 1777, une de ces messagères de Bresse, connue seulement par un surnom, et pour paraître au marché des Carmes, fut citée par deux mères à la fois. La première disait : Je vous reconnais bien, je vous ai confié mon enfant, vous l'avez changé trois fois de nourrice, il m'avait toujours échappé et le hasard me l'a fait découvrir, c'est le mien ; il était sain quand vous le reçûtes ; il est mourant, je demande justice.... La seconde disait : J'ai découvert que vous avez remis mon enfant à une femme de soixante ans, veuve depuis treize : je l'ai trouvé dans une chaumière ouverte, seul et exposé à être dévoré ; il était garotté dans un berceau infect, perçant l'air de ses cris, s'abreuvant de ses larmes, n'ayant pour subsister qu'une tasse de vin aigre et un gâteau de blé noir ; il est mourant, je demande justice ..... Survenaient quarante mères qui, informées de l'arrestation de la messagère, réclamaient leurs enfants dont elles ignoraient l'état, le lieu et les nourrices. La messagère disait qu'elle se conduisait comme toutes les messagères d'enfant; qu'elle avait fait de son mieux; qu'elle avait été trompée elle-même; qu'elle n'avait point de registres; qu'elle ne savait point lire : mais que si on lui donnait le temps, elle trouverait tout cela dans sa tête; qu'elle faisait ce métier pour vivre et qu'elle en demandait pardon. »

Dans ce temps-là, sur six mille nouveau-nés, à Lyon, par an, cinq mille étaient confiés à des créatures pareilles. Vous voyez, madame, nous sommes heureux d'être arrivés à savoir, au moins à peu près, où vont les enfants qui partent en nourrice. Mais les *meneurs* ont remplacé les *messagères* et il arrive souvent que, dans un bureau, la surveillance ne se fait pas mieux. Une nourrice de belle apparence est présentée à plusieurs mères et emporte plusieurs enfants, qu'elle nourrit d'une façon ou d'une autre, qu'elle transmet à des femmes de sa connaissance. De même, les *meneurs* placent à droite et à gauche, comme les *messagères* d'autrefois, mais un peu moins, sans doute, car les parents s'en occupent davantage. Toutefois, il est d'un intérêt de curiosité navrante de rapprocher le mémoire de Prost de Royer et ce qu'écrivait naguère le docteur Monot, à près d'un siècle de distance : « On pourrait, jusqu'à un certain point, fermer les yeux sur toutes les ruses employées par les meneuses pour se procurer des nourrissons, si chaque enfant était fidèlement remis à une bonne nourrice qui l'allaiterait au sein, *mais ce mode est l'exception*, et cependant, neuf fois sur dix, on promet aux parents une nourrice vigoureuse, jeune, irréprochable, pourvue d'un lait abondant et de bonne qualité. Que deviennent cependant ces pauvres petits bébés? Ils deviennent un objet de spéculation infâme; ils sont vendus, je dirai presque à l'encan, livrés au rabais. La meneuse qui sait se procurer un nourrisson à Paris, persuade aux parents que, connaissant toutes les nourrices de sa contrée, l'enfant sera parfaitement placé sous tous les rapports possibles. Les parents, émerveillés

de tant de complaisance, de tant de désinté-
ressement, acceptent toutes ses propositions;
ils ignorent qu'ils sont victimes d'infâmes, de
criminelles supercheries.

En effet, une fois arrivées dans leur village,
les entremetteuses, après avoir gardé chez
elles les enfants dix, quinze et vingt jours,
dans le but, d'une part, de bénéficier de tout
ce laps de temps; puis ensuite de les louer à
celles de leurs voisines qui peuvent en avoir
besoin pour se placer, les cèdent enfin lorsqu'ils sont étiolés par une mauvaise alimentation, l'encombrement, un séjour forcément
trop prolongé dans un berceau infect, continuellement imprégné d'urine. Ils sont déli-
vrés à celle des voisines qui demande la ré-
tribution la plus faible ou offre la prime la
plus élevée.

J'ai dû signaler, il y a quelques années, à
la Préfecture de Police, une meneuse de la
commune de Moux, qui rapportait quatre enfants qui lui avaient été fournis par une sage-
femme. Ces enfants, pour lesquels elle rece-
vait ordinairement vingt francs par mois,
étaient cédés pour dix ou douze, elle conser-

vait pour elle-même le surplus de la pension. »

Ces choses font frémir, et je ne puis comprendre qu'il y ait des hommes assez peu soucieux de la santé de leurs enfants pour les confier ainsi à des mains criminelles. Le mot est dur, mais il est vrai.

On demande à cor et à cris une surveillance bien organisée, et tout fait espérer que bientôt on y arrivera (1), mais l'état actuel est bien déplorable encore, meilleur toutefois, il faut le reconnaître, qu'à la fin du siècle dernier et au commencement de celui-ci.

—Que c'était triste alors, et, je le vois, il y a bien à faire pour arriver à la perfection. Ce serait, en première ligne, pour vous, que le plus grand nombre possible de mères se mît à nourrir leurs enfants; pour ma part, je crois, d'après ce que vous me dites, ne pouvoir mieux faire. Vous m'assurez le succès et

(1) Au moment même où ce livre s'imprime, l'Assemblée nationale est saisie d'un projet de loi sur la question, la meilleur loi serait celle que se feraient les mères en consultant leur cœur, malheureusement on ne peut y compter, d'où résulte que le législateur doit intervenir dans l'intérêt de la morale et de la patrie.

je l'espère, voyant bien, d'ailleurs, tous les inconvénients des autres systèmes.

L'allaitement mixte, vous le réservez en cas d'insuffisance de la mère, pour ne pas lui retirer son enfant, quand, après avoir commencé à nourrir, son lait diminue de quantité ou n'est pas assez nutritif. Mais cela doit se présenter le moins possible et être entouré d'infiniment de précautions et de surveillance. J'aurais la permission de faire donner un peu le biberon la nuit, pour me fatiguer moins, et croyez bien, que je n'en userai pas, si je puis. Mais, n'est-ce pas, il vaut mieux, même pour l'enfant, que je me ménage un peu? Car on dit que c'est très-fatigant de nourrir?... Oh! ne craignez pas, je me souviens aussi des terribles préoccupations dont vous m'avez tracé le tableau, à l'égard des nourrices. Je veux seulement garder mes forces pour être toujours dans de bonnes conditions. Je ne veux pas me trouver dans la pénible nécessité de céder la place à une autre, m'avouant incapable à remplir mon office de mère jusqu'au bout. Et je crois ces ménagements utiles, d'après vous-même ; j'ai raison, n'est-il pas vrai ?

— Parfaitement, madame, et ces louables préoccupations témoignent de l'excellence de votre cœur. Elles sont un sûr garant de l'amour, de la sollicitude intelligente que vous aurez pour votre enfant ; elles prouvent enfin que, dans votre décision, vous n'obéirez pas à l'amour-propre, ainsi qu'il arrive parfois, mauvais début pour une tâche sérieuse.

— Tenez, docteur, j'ai parfaitement compris et retenu même tout ce que vous m'avez dit, il vous resterait à me parler encore du biberon.

— L'allaitement artificiel ?

— Justement. Hé bien, je vais vous faire une demande indiscrète peut-être. Si j'abuse trop de votre complaisance, vous me refuserez franchement et je ne vous en aurai pas de rancune. Mais vous-même, excusez d'abord mon sans-gêne.

Je trouve vos raisons les meilleures du monde et, précisément pour cela, comme j'ai l'une de mes parentes la plus aimée qui doit avoir bientôt, en même temps que moi peut-

être, son premier enfant et qu'elle veut le
mettre, figurez-vous, chez une femme dont
le métier est d'*élever* au petit pot, je désirerais
avoir votre appréciation par écrit, pour l'en-
voyer à ma bonne cousine.

Vous comprenez, docteur. peut-être ne lui
a-t-on pas fait bien envisager la question ;
pour elle, c'est un peu calcul d'économie, car
l'éleveuse coûte moins qu'une nourrice chez
soi et lui paraît plus sûre qu'une nourrice au
dehors.

— J'y suis tout disposé, madame, et si vous
voulez même, j'écrirai pour votre parente les
conversations que nous avons eues sur ce sujet.

— Vous sèriez bien aimable, en vérité.
Mais vous avez tort d'être si accommodant,
parce que je vais abuser... C'est toujours
ainsi qu'il arrive aux personnes complaisan-
tes : on profite de leur obligeance et l'on finit
par leur demander de plus en plus.

Ainsi, moi, je vous prierais en outre de
nous dire quelle doit être la conduite d'une
mère, d'une nourrice envers son enfant, envers son nourrisson, envers elle-même. Quelles précautions il faut prendre, quels soins il

faut donner, ce qui est à éviter ou à rechercher; les vêtements à mettre, le régime à faire suivre, et probablement mille autres choses dont je ne me doute pas.

Si j'avais ma mère, je ne vous donnerais pas cet ennui, elle me dirigerait à chaque pas; pour la remplacer, je voudrais une sorte de programme, de catéchisme à consulter quand je serais à savoir ce qu'il faut faire.

Et je compte sur vous pour me l'écrire, vous me permettrez de le communiquer à mes amies dans l'embarras et je crois que vous aurez rendu service.

— J'accepte de grand cœur votre idée, chère madame, et je m'estimerai très-heureux si je puis convaincre quelques mères, contribuer à les faire nourrir leurs enfants, et, dans les conseils d'hygiène que je vais tracer à leur usage, si je puis leur être utile, ainsi qu'aux petits citoyens directement intéressés à ce que l'on prenne d'eux les soins appropriés et reconnus indispensables pour leur santé, leur développement parfait.

CHAPITRE III

QUI POURRAIT SERVIR DE PRÉFACE

Et voilà comme il se fait que j'écris ce petit livre, regrettant de n'avoir pu donner aux objections et aux demandes de mon interlocutrice la tournure spirituelle de sa causerie, étant moi-même très-malhabile aux finesses de langage familières aux dames.

Je vais continuer et faire en sorte de répondre au désir des mères qui tiennent à remplir consciencieusement leur office. Je dirai ce que mon expérience et celle des autres m'ont appris, je discuterai quelquefois, approuvant ceci, blâmant telle autre chose et m'efforcerai d'être ennuyeux le moins possible par des lenteurs ou une allure pédante.

Je le vois par le désir nettement formulé de ma cliente; je la fatiguais en causant; j'essaierai, madame, de varier plus ce que je vais écrire.

CHAPITRE IV

ALLAITEMENT ARTIFICIEL

Nous sommes, à coup sûr, fort ingénieux, enclins à tourner les obstacles, lorsque nous ne pouvons les franchir ; d'une manière ou d'une autre, nous cherchons, tombant avec une facilité étrange dans les systèmes. Cela réussit parfois, mais souvent on échoue ; quand les nouveautés sans succès produisent des plaies d'argent, c'est peu, mais quand les combinaisons malheureuses atteignent la santé, il faudrait pourtant ne plus s'exposer à subir leurs résultats funestes.

C'est l'histoire de l'allaitement par artifice, destiné à tromper l'homme dès son âge le plus tendre. Il ne suffit pas sans doute de notre expérience personnelle ; nous gémissons chaque jour sur les fraudes à la nature, — pauvres victimes ; — et l'enfant sans défense est celui que l'on cherche à leurrer dès l'abord, son estomac est des premiers à n'être pas satisfait, non sans préjudice, car un innocent paye maintes fois de la vie les combinaisons ingénieuses, si elles ne sont cupides ou lâches, imaginées pour supprimer la nourrice ou la mère.

Ce système artificiel a fait naître des laits non moins artificiels ; on vient d'inventer une farine lactée, les biscottes font rage. Tous ces produits sont le résultat de recherches, de travaux savants qui honorent leurs auteurs, mais ne valent pas de bon lait, à l'avis même des inventeurs. Que ce soit un supplément à la mère, très-bien, ne pouvant faire mieux, mais je préfèrerais encore du lait de vache tout au début et les bouillies, panades et potages, quand l'enfant peut les supporter.

Une quantité de périls, tenant à diverses causes, entourent le système en question ; si l'on vient à y songer sérieusement, on ne peut l'admettre et souvent on est à même d'en constater les résultats funestes.

Les enfants qui le subissent, bien plus fréquemment malades, succombent en plus grand nombre, et surtout à la ville, où il est d'un usage pour ainsi dire impossible. A la campagne, il réussit encore parfois, mais l'air y est plus pur et l'on a, chose importante, du lait à proximité, d'une vache toujours la même et d'une bonne santé. A la ville, au contraire, l'origine des fioles cachetées peut être suspect et même quand ce serait du lait sans aucune tromperie, il est mélangé de plusieurs, on l'a tantôt de l'une, tantôt de l'autre : aujourd'hui, léger et donnant la diarrhée ; demain, trop gras et provoquant des nausées. Les vaches se portent plus ou moins bien, et quand cela ne va pas, on ne sait que faire ; on ne peut changer l'animal, car il est inconnu ; on va au hasard et les remèdes y sont maintes fois impuissants.

Quoiqu'il en soit, quelques-unes, — non avares, elles n'en ont pas les moyens ; non pas lâches, elles n'ont pas de lait, — ne peuvent faire autrement, dans leur double pauvreté, que d'employer du lait de vache pour nourrir l'enfant qu'elles viennent de mettre au monde. C'est la seule excuse, le seul cas où l'on puisse le tolérer. De même, si la mère nourrit et voit son lait tarir, ne pouvant prendre nourrice, quand la nécessité la talonne, l'allaitement artificiel sera la ressource à laquelle on sera bien obligé de recourir.

De même encore si l'on a commencé par une nourrice et que l'on ne puisse continuer à lui payer ses gages, on se verra forcé de sevrer prématurément. Mais, dans ces deux cas, l'enfant sera placé dans de meilleures conditions que s'il était, dès la naissance, soumis à l'artifice; il aura eu du lait de femme aux premiers temps de la vie, c'est un besoin impérieux, et si l'on a pu arriver à trois mois sans encombre, le sevrage s'effectuera quelquefois, la plupart du temps même, beaucoup mieux à cette époque, on aura moins de dangers à courir que vers le septième ou le huitième mois, à l'apparition des dents.

Et voyez-vous, dans les circonstances prévues de misère et de manque du lait, on prendra celui-ci d'une chèvre, d'une vache ou d'une ânesse; le choix n'est pas possible toujours, vu la cherté relative de l'un ou de l'autre; d'ordinaire, c'est la vache qui fournit.

Une des conditions essentielles, c'est de l'avoir toujours de la même bête, quand une fois elle convient; mais il faut en changer parfois, heureux si l'on arrive d'emblée à trouver celle qu'il faut. Le lait ne doit pas être très-crèmeux, il sera blanc et non pas bleu, sans odeur; si on pouvait l'avoir d'un animal qu'on ne pousse pas au lait, cela vaudrait mieux de beaucoup.

S'il est possible, on prendra celui que l'on obtient le premier, car il est plus léger, d'une digestion plus facile; on le fera boire peu de temps après la traite et, si on le conserve, dans l'impossibilité absolue de s'en procurer à chaque besoin de l'enfant, on le tiendra dans une bouteille complétement remplie et bien bouchée. Car on a tout récemment découvert que le lait, même tiré depuis peu, se couvre parfois d'une couche de très-petits champignons mêlés à la crème, visibles seulement au microscope. On ne s'en aperçoit donc en aucune sorte à l'œil nu; de là naissent des coliques, de la diarrhée, des vomissements, des accidents graves chez l'enfant. Comme ces champignons se développent sous l'influence de l'air, on les évitera au moyen de la bouteille bien pleine et bien exactement close.

Ce lait ne doit pas être donné pur au début; on le coupera soit avec de l'eau d'orge, soit avec de l'eau de riz ou panée et un peu de sucre. Pendant le premier mois, on mettra deux tiers d'eau pour un tiers de lait; parties égales de chaque le deuxième mois et au commencement du troisième; à la fin de ce dernier, on pourra donner le lait pur. On sera guidé, en outre de ces chiffres qui ne peuvent s'appliquer à tous, par l'état plus ou moins prospère de l'enfant, pour lequel on ne peut tracer des lois absolument rigoureuses, comme on le voit bien d'avance. Plus il sera fort, plutôt cessera-t-on les coupages, l'estomac étant alors plus disposé à recevoir une nourriture plus riche.

Un des points nécessaires à la réussite est la surveillance attentive de la chaleur convenable du lait, c'est l'écueil rarement évité par les inexpérimentées ou les paresseuses : trop chaud, plus souvent trop froid, le lait produit des accident terribles. Et c'est pourquoi une mère ne doit jamais confier à une étrangère un soin pareil, dont les conséquences paraissent peu en rapport avec le point de départ. C'est que, répétons-le à satiété, l'estomac et les intestins du jeune âge sont les organes les plus délicats que l'on puisse imaginer, il leur faut des boissons et des aliments à leur température, sans quoi ils sont impressionnés péniblement, souffrent et se plaignent en leur patois : la diarrhée et le vomissement. On chauffera donc le lait, non pas directement, mais au bain-marie, jamais il ne devra bouillir, car il ne contiendrait plus d'air et serait d'une digestion bien plus difficile, étant plus lourd, comme on dit. Lorsqu'on le coupera, on se gardera bien de le faire chauffer seul, ou l'eau destinée à cette opération, car la température de l'un ou de l'autre ne suffirait pas à donner au mélange le degré voulu ; on serait forcé d'en mettre beaucoup plus que les proportions indiquées, tâtonnant et ne tombant jamais juste. Il est de beaucoup préférable de les faire chauffer simultanément, chacun dans un vase, au bain-marie, sur une veilleuse, ou mettant à froid dans le biberon les quantités de lait et d'eau, suivant l'âge, de plonger l'instrument dans l'eau d'un vase que chauffe la lampe. De la sorte l'enfant sera bien mieux et plutôt servi. En outre, on goûtera chaque fois, pour s'assurer que la température obtenue est la bonne.

Il est à recommander aussi de ne point mettre dans le lit, ô mère ingénieuse, la bouteille de lait, car il s'y aigrit facilement et y acquiert une mauvaise qualité.

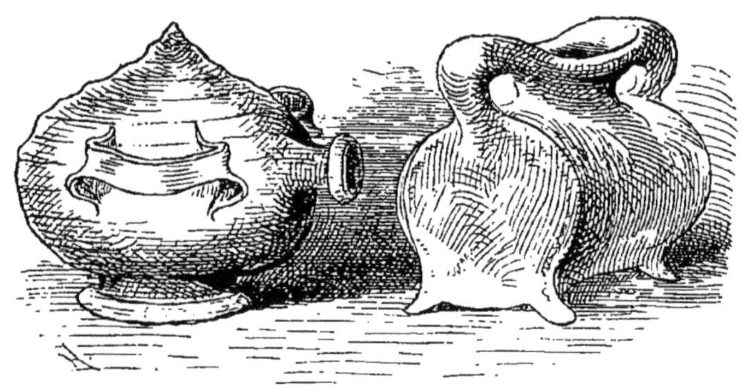

Biberon de la fin du xive siècle, d'après Viollet-le-Duc.

Vous dire la quantité de biberons imaginés (1) jusqu'alors est impossible, d'autant

(1) On en trouve la première trace dans *Li romans de Robert le Diable* (treizième siècle), publiés par la Société des antiquaires de Normandie, 1836, d'après le manuscrit de la Bibl. nat.

Robert le Diable enfant donnait du fil à retordre à son entourage :

« Et quant li malfès aletait

que, il est fort probable, je ne les connais pas tous. Un système simple, facile à entretenir propre, — grand point, — c'est tout bonnement le biberon dit *forme limande*, tout en verre, à la pointe duquel il est inutile d'adapter en appendice une tétine pis de vache ramollie dans l'eau tiède, car l'enfant auquel on le donne d'emblée ne s'aperçoit pas de la dureté qu'on lui reproche théoriquement.

> Sa norïche tous tans mordait ;
> Tous tans hule, tous tans resquinge (*)
> Sa n'est à aisse s'il ne winge (**) ;
> Les noriches cel aversier
> Redoutent tant à alaitier (***)
> C'un *cornet* li afaitièrent
> C'onques puis ne l'alaitièrent. »

« On donnait aussi le nom de biberons à certains petits vases de terre que l'on suspendait au cou des enfants et qui contenaient du lait ou quelque liqueur sucrée.

» Ils étaient en forme de barillet émaillé, à pieds, avec un goulot et deux anses pour passer un cordon ; ou bien en forme de gourde, tous avec un orifice très-étroit ; il fallait nécessairement humer la liqueur qu'ils contenaient. Pleins, ils ne peuvent être vidés que si on les secoue fortement. » (Viollet-le-Duc, *Dictionnaire raisonné* du Mobilier français, de l'époque Carlovingienne à la Renaissance.)

(*) Tant il crie, tant il se révolte.
(**) Il n'est en peine que de mal faire.
(***) Les nourrices craignent si fort d'allaiter ce mauvais.

Je vous dénoncerai comme détestable dans son emploi le biberon dit *anglais*, composé d'une bouteille plate, en forme de gourde, dans laquelle plonge un tube de verre et de caoutchouc, qui en sort, s'allonge comme un reptile et se termine par un bout comme les autres. Ce système est déplorable, il a été inventé pour favoriser la paresse de l'éleveuse (de là son succès), et les mauvaises digestions de l'enfant. On le place en effet sur le lit de ce dernier, le tube à proximité de ses lèvres ou dans la bouche, à demeure; l'habitude vient alors d'avoir continuellement l'extrémité dans la bouche, de téter sans cesse, et du lait froid la plupart du temps. Cela revient au mode usité en Finlande, où, d'après William Fare, la mortalité des enfants était beaucoup plus considérable que dans le reste de la Suède : « On reconnut que ce triste résultat était dû à la coutume des paysannes de ne pas allaiter leurs enfants, mais de suspendre au-dessus de leurs berceaux et à leur portée, une corne remplie de lait, afin que les mères pussent aller travailler au dehors pendant toute la journée. Une loi fut faite pour les obliger à

emmener leurs enfants aux champs dans un
berceau, à la manière des Lapons et à les
allaiter durant le jour. Une amende est in-
fligée aux parents qui contreviennent à ces
dispositions, toujours en vigueur ; mais telle
est la force des habitudes que, au dire du Dr.
Berg, directeur du département de statistique,
qui a fourni ces détails, on n'a pu encore complètement changer l'ancienne coutume et les
résultats du nouvel état de choses ne se font
pas encore beaucoup sentir. »

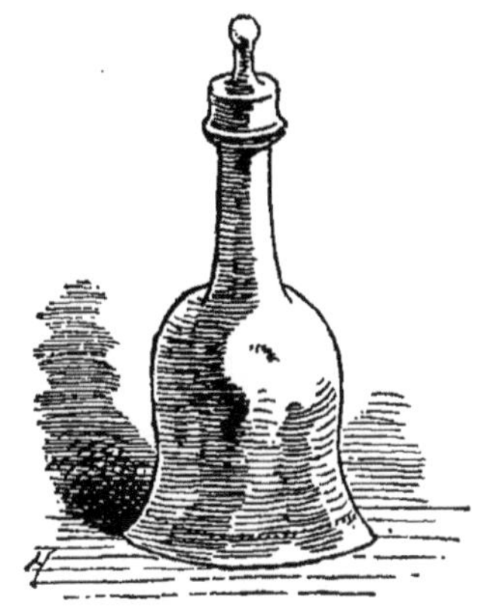

Biberon normand du XVIe siècle.

La corne joue en Finlande le rôle pernicieux
du *biberon anglais* dans nos pays et, chez les
Suèdois, comme chez nous, les digestions ne

peuvent manquer d'être mauvaises, par suite de ce continuel arrivage de lait refroidi, aigri, dans l'estomac ; l'enfant s'épuise à sucer ainsi sans relâche ; il a souvent le haut de la poitrine mouillé, car le tube s'échappe des lèvres, et, en même temps qu'une santé débile, il acquiert, s'il ne meurt, une habitude dont on le débarrassera difficilement.

Ce n'est pas ainsi qu'il faudrait donner le biberon ; il serait nécessaire de le présenter chaque fois comme on ferait du sein, à des heures réglées, dans les conditions de température voulues et avec du lait réunissant les qualités que je viens d'écrire. Quel que soit le biberon employé (mais en proscrivant les biberons anglais, Mathers, Rainal et autres du même genre, qui ne peuvent manquer, en raison du caoutchouc *impossible à bien nettoyer*, de sentir horriblement mauvais sous peu), on aura bien soin de le tenir dans un état de propreté parfaite, le passant à l'eau chaude, le rinçant bien chaque fois qu'il vient d'être vidé et n'y laissant séjourner que le moins possible du lait, principalement quand on le coupe d'eau de riz, d'orge ou autre, circonstance qui le fait aigrir bien plus vite et d'où résulte que, la nuit, il vaut mieux chauffer à part chacun de ces liquides pour les mélanger au moment du besoin.

Pour la conduite à tenir, eu égard à la nourriture plus riche, on suivra les mêmes règles que dans l'allaitement ordinaire, par gradation et en observant ce qui paraît nuire ou être profitable, avec une sollicitude plus grande peut-être que pour tout autre.

Et, malgré toutes ces précautions, on aura bien de la chance, si l'on garde l'enfant ou s'il n'est pas, avec un gros ventre, de petites jambes, une soif inextinguible et une faim insatiable, voué au carreau ou bien au rachitisme, lots habituels des malheureux livrés à l'allaitement artificieux non moins qu'artificiel.

Avant de terminer ce chapitre, je dirai : Puisque l'on s'occupe à l'Assemblée nationale et dans nos sociétés savantes de la question si intéressante des enfants, je demande une enquête académique sur les différentes sortes de biberons, préoccupation non indigne du législateur. Je prends à partie le biberon système anglais, dont il se vend des quantités fabuleuses, — des centaines de mille, non-seulement aux particuliers, mais aux bureaux encore, car ils n'en fournissent pas d'autres à leurs pseudo-nourrices de cinquante ans.

N'y a-t-il donc plus de lait aux mamelles des Françaises, pour qu'on ait recours à ces procédés d'empoisonnement? Car il n'est pas là question d'économie, les nourrices au sein ne reviennent pas plus cher que les nourricières.

Pour augmenter le danger, on donne à ces femmes des biberons à tube de caoutchouc, n'importe la marque, tous les fabricants de bandages en font, en variant la forme du bouchon, avec ou sans vis, mais tous avec tube de caoutchouc, tétine de caoutchouc; on y verse un mélange d'eau de gomme et de fleurs d'oranger pour la route; ces mixtures fermentent vite, combinées avec le caoutchouc vulcanisé elles donnent de l'hydrogène sulfuré et les enfants, à une journée de chemin de fer de Paris, ont déjà la diarrhée dont ils font l'apprentissage, dont ils se remettent un peu, qui leur revient et qui, sous l'influence de la

même cause persistante, les mène à la mort,
en fin de compte. Je l'ai sentie bien souvent,
cette odeur infecte, j'ai constaté maintes fois
ses propriétés toxiques à l'arrivée même, propriétés révélées par des coliques, de la diarrhée, quand, au dire même de la nourricière,
il n'y avait rien au départ.

Pour ces raisons, je regarde comme un cas
de conscience pour moi de signaler hautement
de pareils faits ; je demande à tous d'observer
et de juger s'il ne serait pas urgent de supprimer un tel état de choses. Tout biberon
où il entre du caoutchouc vulcanisé sera re-
connu mauvais, dangereux au premier chef.

CHAPITRE V

EMPRUNTÉ EN TOTALITÉ A M. TH. DE GRAVE

J'étais, il y a quelques jours, chez un de
mes amis qui habite un des quartiers excen-
triques de Paris, lorsque, du haut de son bal-
con, nous assistâmes à une petite scène fort
intéressante, ma foi, quoique le principal
acteur, ou plutôt la victime, ne fût qu'un
pauvre chien doux et résigné au point qu'il
nous fit pitié.

Il était sept heures du soir à peu près ; la
soirée était très-belle, et un grand silence,
accoutumé dans ces parages parisiens, régnait
autour de nous, quand tout à coup des cris
d'enfants, des vociférations d'écoliers atti-
rèrent notre attention sur la rue que nous
examinions d'en haut, de très-haut même, car
mon ami a son logement au cinquième.

Au même instant, nous vîmes un magni-
fique chien poursuivi par des gamins, qui le
harcelaient, lui jetaient des pierres, pendant

que d'autres, plus téméraires, s'en étant approchés davantage, le frappaient avec les courroies qui retenaient leurs livres.

Il s'étaient formés sur deux rangs, et ces implacables drôles, ayant forcé leur victime à défiler au milieu, chacun d'eux lui décocha un coup de sa lanière.

Chose singulière ! ce chien qui était robuste, de grande taille et d'une race intelligente, — c'était un beau braque, — supporta patiemment les coups, poursuivit son chemin en droite ligne sans détourner la tête, ne poussa pas un seul cri et ne fit pas mine de montrer ses formidables crocs aux petits sauvages qui le martyrisaient.

Quand l'intelligent animal eut franchi la ligne de bataille de ses ennemis, il continua sa route d'une allure tranquille et s'enfonça dans la ligne du boulevard Malesherbes, où il disparut à nos regards.

— Je ne sais d'où vient ce chien, me dit mon ami, mais voilà huit jours bientôt que, tous les soirs, à la même heure, en allant, il reçoit de la part de ces enfants les mêmes rebuffades ; à son retour, elles ne lui sont pas épargnées non plus ; mais l'animal me paraît doué d'une force de volonté tellement grande qu'il supporte résolûment les **coups** et recommence le lendemain sa promenade au même taux.

— Ce chien passe donc ici chaque soir ? demandai-je curieusement, étonné par la résignation que j'avais devinée chez la pauvre bête.

Il passe ici tous les soirs, répéta mon ami, et dans quelques minutes vous allez le voir revenir, sans se préoccuper davantage que tout à l'heure, des mauvais traitements que lui font subir ces petits garnements.

En effet, un quart d'heure après, nous aperçûmes le chien remontant, toujours d'une allure vive, le chemin qu'il avait suivi quelques instants auparavant.

Cette fois, il tenait dans ses dents **quelque** chose que nous ne pouvions distinguer qu'à peine, mais que nous prîmes pour un morceau de pain.

Il repassa au milieu des maudits gamins, qui étaient restés à jouer sur **un** emplacement en construction ; il reçut, avec ce même stoïcisme de tout à l'heure, tous les horions des plus empressés, et, sans lâcher son butin, il franchit résolûment cette tribu de jeunes sauvages, et s'engagea dans le quartier des Batignolles, où cette fois nous le perdîmes de vue tout à fait.

Le lendemain à la même heure, préoccupé par l'extrême résignation qu'avait montrée la veille ce sympathique animal, j'allai me placer en observation sur sa route, précisément à l'endroit où les gamins se réunissaient le soir en sortant de l'école.

Ainsi que le jour précédent, à la même heure, je vis le braque arriver d'un bon train, et, au moment où les écoliers s'apprêtaient à lui faire un mauvais parti, je les en empêchai énergiquement.

Le chien passa près de moi, et je pus le remarquer à mon aise. C'était une femelle; à sa maigreur, au ballottement de ses mamelles tombantes, et dont l'extrémité conservait ce poli que lui donne le nourrisson, je vis de suite que la pauvre bête devait avoir des petits quelque part; et presque aussitôt je pensai que ce voyage quotidien devait se rapporter tout entier à l'intérêt de sa petite famille.

Je me pris donc à suivre l'animal. Il me fit descendre le boulevard Malesherbes, jusqu'à la hauteur de la rue de la Bienfaisance. Nous passâmes ensemble derrière l'église Saint-Augustin, et enfin, près du square qui se trouve en face de la caserne, il s'arrêta. Je suivis son exemple et m'arrêtai respectueusement à distance.

Au même instant, un jeune ouvrier tailleur de pierres s'était approché; le chien lui avait fait mille caresses; ses grands yeux intelligents s'étaient portés sur le jeune homme avec une expression presque humaine. Celui-ci l'avait flatté de la main et de la voix, et, tout en lui parlant, il avait sorti un gros morceau de pain de dessous sa blouse et l'avait donné à manger à la bête.

— Eh bien! Flore, comment va la famille aujourd'hui? lui demanda son maître.

Pour toute réponse, Flore poussa un petit cri joyeux et avala correctement son dîner, tout en recevant les caresses de celui qui lui donnait à manger.

Quand elle eut fini, le tailleur de pierres la

mena boire à la fontaine du square; puis, absolument comme s'il se fût adressé à un être humain, il lui dit :

— Voici pour ce soir, si je rentre tard.

Et il lui mettait un second morceau de pain dans la gueule.

— Maintenant, ma chienne, à tes petits, et surtout ne perdons pas de temps en route, fit-il en caressant la belle tête de l'animal.

Aussitôt, Flore reprit sa route. Comme je voulais absolument savoir ce que tout cela voulait dire, je réemboîtai le pas à Flore, et, sans m'enquérir auprès du jeune ouvrier des informations qui m'intéressaient, je suivis la chienne à travers les Batignolles.

Après un quart d'heure de marche, après avoir traversé la barrière, Flore me conduisit dans une petite rue vers le milieu de laquelle se trouvait un grand hangar adossé à une maisonnette, sans doute la demeure du tailleur de pierres.

Je vis la chienne s'en aller sous le hangar; je la suivis toujours, et bientôt elle s'accroupit sur une épaisse couche de foin et de paille, au milieu de trois amours de chiens qui pouvaient avoir à peine trois semaines ou un mois.

Je vous laisse à penser s'il y eut des cris de joie de la part de la mère en revoyant ses petits, et si ceux-ci se suspendirent bien vite à ses mamelles.

Flore donna un coup de langue à tout ce petit monde et offrit à chacun sa nourriture.

Puis, quand tous les chiens furent chacun à leur mamelle, je vis la pauvre mère se lécher elle-même, et je découvris qu'à certaines places son poil était enlevé et sa chair entamée.

Ces maudits gamins l'avaient blessée la veille, car ce jour-là je l'avais si bien protégée qu'ils n'avaient pu lui faire aucun mal.

Et pourtant l'animal n'avait pas poussé un cri.

D'où je conclus que ce sentiment maternel, le plus beau, le plus noble, respectable jusque chez l'animal, poussait chaque jour cette mère de famille, cette chienne dévouée à ses petits, à supporter toutes les fatigues, toutes les privations, toutes les misères pour ce fruit de ses entrailles.

Rien ne lui faisait à cette pauvre bête, pourvu qu'elle pût entretenir ses forces, rendre son lait abondant et sauver ses petits ; c'était la mère dans toute l'acception du mot, avec ses tendresses infinies et ses sublimes dévouements.

C'était une douce chose à voir, je vous l'assure, que ce tableau, et cela vous faisait venir de grandes joies à l'âme en songeant que la femme aime au moins de la sorte ses enfants, car pas une mère au monde, n'est-ce pas, n'hésiterait à se sacrifier pour sauver son enfant !...

Le même soir, fort ému de tout ce que je viens de très-mal vous dire, j'ouvris un journal pour changer le cours des idées, et voici ce que je lus textuellement : il s'agissait d'un procès criminel ; cela s'est passé le 9 ou le 10 de ce mois, à la cour d'assises de la Seine :

« On a peine à croire aux violences dont la malheureuse enfant était chaque jour victime ; le corps de la jeune Gabrielle était littéralement couvert de contusions.

» Vers la fin du mois de mars dernier, une scène plus grave que les autres amena les plus tristes conséquences. La femme Colin, dans un accès de colère, donna à sa petite fille un coup de pied dans le bas-ventre avec une telle violence, qu'une péritonite sur-aiguë se déclara immédiatement. L'enfant mourut quelques jours après. Son autopsie a démontré qu'à la suite du coup qu'elle avait reçu, la vessie avait été crevée, et que sa mort n'avait pas eu d'autre cause. »

Je ne crois pas qu'il y ait eu jamais une chienne capable d'être aussi lâchement misérable que la femme Colin.

CHAPITRE VI

CE QUE L'ON DOIT TIRER DES CHAPITRES PRÉCÉDENTS

De tout cela revient la conclusion forcée que le meilleur des systèmes à employer pour la santé de l'enfant, la santé de la mère, est que celle-ci nourrisse. Si elle ne peut le faire complétement, l'ayant commencé toutefois, qu'elle essaie de l'allaitement mixte, et s'il lui est impossible, qu'elle en confie le soin à une bonne fille sur lieu, à une honnête femme à la campagne, après s'être entourée des précautions absolument nécessaires : examen par le docteur, moralité autant que possible, bonne humeur, bel enfant, et le reste. C'est plus commode et peut-être meilleur, quand on tombe bien, que les femelles d'animaux, réservées pour des cas tout particuliers d'organisation de ménage, peu communes dans les grandes villes. Et enfin, pauvre mère, qui

n'avez pas à choisir pour votre enfant, déshé-
rité de la fortune et de la nature, comme
vous, pour lui le biberon et ses cruelles pré-
rogatives. Le dévouement, le courage ne
manqueraient pas s'il vous était permis de
suivre les voies de la nature et de Dieu : met-
tez-les en œuvre avec toute votre sollicitude
pour conduire à bien cet allaitement factice,
entouré de périls, objets perpétuels de vos
craintes et contre lesquels il faut vous employer tout entière.

J'ai parlé tout à l'heure du médecin pour
le choix d'une nourrice; j'y reviens pour dire
qu'il est essentiel de lui en confier le soin, de
l'écouter absolument pour celle qu'il indique,
sans se laisser séduire par un costume plus
ou moins original d'une autre, une figure
plus ou moins jolie, etc... Ne le pressez pas,
car il lui faut plusieurs entrevues, le temps
d'examiner la valeur du lait, sa qualité, l'état
de la nourrice, de son enfant. Il ne lui suffit
pas, en effet, de verser une goutte de lait sur
l'ongle ou une plaque de verre et de la regar-
der couler pour qu'il puisse dire s'il est bon
ou mauvais; c'est là un procédé qui n'apprend

pas grand'chose. Mais il lui faut un microscope et l'habitude de s'en servir, quelquefois
même d'autres instruments, s'il veut se
rendre un compte tout à fait exact de la richesse du liquide soumis à son examen. Il en
fait son affaire. Je ne recommande aux parents que de ne pas chercher à influencer sa
décision; aussi ne parlerai-je pas des caractères physiques, chimiques et microgra-
phiques du lait, non plus que de ses altéra-
tions par la présence de divers éléments qui
ne doivent pas s'y trouver. Ce serait un développement stérile de considérations plus ou
moins savantes et inapplicables pour tout
autre qu'un médecin.

Ce dernier, en dehors de ses observations
complètes sur la femme qui se présente, tiendra compte, sans doute, des certificats d'origine, et le prix à débattre sera de votre com-
pétence, madame la mère. A Paris, je vous en
préviens, il varie entre cinquante et quatre-
vingts, quelquefois cent francs; plus, à payer
le retour du frère de lait au pays. Le choix
est souvent médiocre, car ces femmes ont
beaucoup de frais pour venir, soit à Paris,

soit dans une autre grande ville, chercher une place. Il leur faut attendre, mal nourries, mal logées, souvent exploitées par le bureau auquel elles s'adressent. Il en résulte qu'elles sont affaiblies par le régime de l'attente ou dans des conditions de misère chez elles qui en font des nourrices peu remarquables. Ce sont alors des femmes qui en font métier et dont la moralité doit être souvent fort suspecte, car le prix, bien qu'élevé pour celui qui paye, est considéré comme insuffisant pour de vraies bonnes nourrices. Elles ne se dérangent pas de leur pays ; il faudrait les y chercher, et si, par bonheur, on en trouve une, il n'y a pas à lésiner, — dans la mesure du possible, — car elles sont rares.

Le prix, en province, varie suivant les localités et leur importance : il peut descendre à 25 ou 30 francs sur lieu ; à la campagne, il est à peu près partout de 20 à 30 francs, plus les accessoires, qui deviennent souvent plus lourds à payer que le principal. — Telles sont les précautions nécessaires pour un bon choix, choix que l'on épurait jadis beaucoup plus que maintenant, car la nourrice jouait un rôle important dans la famille, et nous voyons Rousseau dire encore :

« Le choix de la nourrice importe d'autant plus que son nourrisson ne doit point avoir d'autre gouvernante qu'elle, comme il ne doit point avoir d'autre précepteur que son gouverneur. Cet usage était celui des anciens, moins raisonneurs et plus sages que nous. Après avoir nourri des enfants de leur sexe, les nourrices ne les quittaient plus. Voilà pourquoi, dans leurs pièces de théâtre, la plupart des confidentes sont des nourrices. Il est impossible qu'un enfant qui passe successivement par tant de mains différentes soit jamais bien élevé. »

C'est, en effet, un trait de mœurs des anciens que ce rôle de la nourrice; il s'est continué chez nous jusqu'à la Révolution, je pense, et nous avons, dans l'histoire de France, un exemple fameux de roi dont la confidente fut parfois sa nourrice : c'est Charles IX, très-bien élevé, sans doute, et, de plus, auteur de la Saint-Barthélemy. Ces choses sont bonnes pour les fils du sang et de la haute finance, dont les parents s'occupent peu, si ce n'est pour les confier à des mercenaires, mais pour les enfants qui doivent se passer de gouvernantes et de confidentes, nourrices ou autres, la mère reprend ses droits, quand elle a du cœur, et se met à élever elle-même l'enfant qu'elle n'a pu allaiter pour raison majeure.

Maintenant, il me semble ne pas être inutile de donner aux mères quelques conseils sur la ligne de conduite à tenir pendant leur grossesse ; il s'agit de l'enfant aussi bien que d'elles-mêmes. Prenons soin de lui, dès avant sa naissance, pour que, venant au monde sans avoir rien eu à souffrir dans le sein maternel, il soit plus vigoureux et moins impressionnable aux chances mauvaises qui guetteraient autour de son petit berceau.

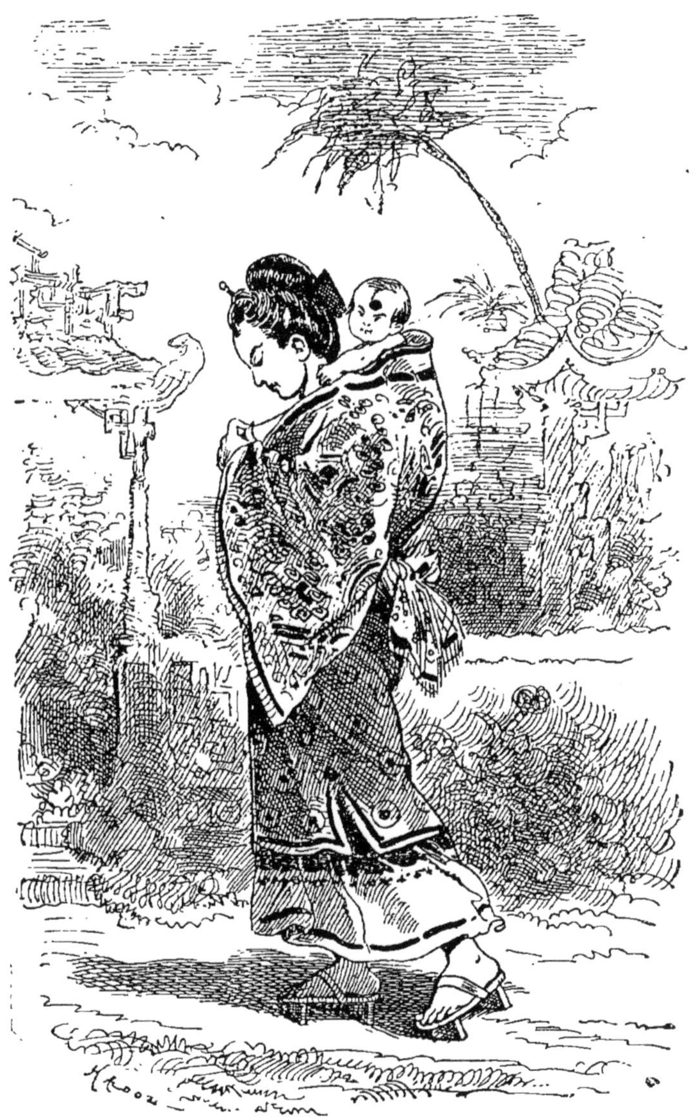

La Japonaise.

CHAPITRE VII

DU TEMPS DE LA GROSSESSE

La chose est claire, madame, vous êtes dans le chemin de la maternité, et dès lors vous avez charge d'âme; votre responsabilité spéciale envers Dieu, la famille, la société, commence; il y faut employer tous vos soins, pour mener à bon port l'entreprise délicate dont vous êtes chargée; et c'est facile pour ce qui vous regarde, les précautions à suivre ne sont pas, à tout prendre, bien malaisées. De quoi s'agit-il, en effet? De procurer une vie calme et douce à l'enfant par l'hygiène calme et douce de la mère.

Le petit être logé dans le sein maternel est bien faible, son existence est aussi étroitement que possible liée à celle de la mère ; pour un peu qu'elle sortira du calme par une cause ou par une autre, l'effet produit sur l'organisation ébauchée sera relativement bien augmenté et de beaucoup plus grave. C'est un être qui se développe, il lui faut une protection continuelle, et, dans un endroit sûr, la possibilité de former ses petits membres sans encombre. Il veut une latitude complète, sans gêne aucune, et votre devoir, madame, est de lui fournir de telles conditions. Aussi lui éviterez-vous, dans ce but, d'être comprimé par un corset, ou du moins vous le serrerez peu, car il ne s'agit plus d'avoir une taille fine en cette occasion solennelle, d'autant que, l'on aurait beau faire, on n'y tromperait personne ; et vous porterez franchement votre nouvelle dignité, pour le succès de laquelle un corset bas serait la meilleure chose. Quand on touche au terme, si l'on veut faire usage d'une ceinture pour soutenir le poids qui tiraille et fatigue, on prendra soin de ne pas serrer trop ; le plus simple bon sens indique tous les inconvénients d'une conduite opposée, pour la mère et son fruit.

Rien de brusque, ni de violent. Les sauts, les chocs, l'exercice du cheval ou de la danse seront évités rigoureusement, de même que la voiture et le chemin de fer, le plus possible.

On voit des femmes n'en être pas incommo-
dées, mais les exemples contraires ne sont
pas rares.

Le mouvement des bras tendus en l'air,
lorsqu'on se hisse sur la pointe des pieds pour
saisir un objet un peu élevé, est dangereux ;
de même que rester accroupie à ramasser de
menus objets, pendant un certain temps, peut
amener de l'anticipation dans les événements.

Mais, s'il est essentiel pour la réussite de
l'entreprise qu'une femme grosse n'ait pas à
subir l'effort ou les exercices trop brusques,
il lui est très-utile, en revanche, de faire des
promenades courtes et à pas lents, dans un
air pur. Qu'elle ne reste donc pas confinée
dans sa chambre ; que tous les jours elle sorte
et se distraie, à moins de pertes et de coliques
faisant prévoir une fausse couche. Il faut alors
un repos absolu en quelque sorte, jusqu'à trois
mois et au delà. Ceci est un cas de maladie
tout particulier, je parle de l'exercice pour les
dames qui n'ont rien de pareil et qui ne sont
pas obligées d'être au travail quotidien ; les
femmes de la campagne continueront sans
doute leurs travaux, en les modérant, — néces-

sité fait loi, — de même les ouvrières à leur ménage et à leur métier.

Mais il est des précautions que toutes doivent prendre, sans distinction de fortune ou autres, celles qui ont trait au corset, par exemple, et encore celles que l'on doit avoir contre le froid. Il faut se garer soigneusement de son influence, en préserver les jambes, et, comme l'air n'est plus bien arrêté par la robe et les jupes soulevées, il est nécessaire de porter des pantalons taillés exprès pour la circonstance, suffisamment larges en haut et à coulisses. Il n'est pas besoin d'avoir beaucoup d'argent pour confectionner cet objet de toilette; les plus pauvres comme les riches ne doivent pas s'en dispenser, car il est d'une haute utilité pratique.

Dans les deux premiers mois on s'abstiendra de bains, puis on les prendra rares, courts et pas trop chauds; au cinquième, il n'y a plus rien à craindre, ils pourront être plus fréquents, sans être prolongés toutefois, car, dans ce cas, ils énervent et fatiguent.

C'est, on le voit, toujours la même règle générale qui se retrouve dans les conditions

particulières : éviter ce qui sort la mère de la
parfaite tranquillité, pour ne pas impression-
ner l'enfant d'une manière fâcheuse, aux premiers temps surtout. Il en est ainsi des conditions morales : tout ce qui procure des
émotions vives doit être soigneusement pros-
crit, le cours du sang doit être modéré ; il ne
faut aucun excitant, qu'il réside dans les passions, les aliments ou les boissons. Et relativement à ces dernières, on doit bannir
l'usage fréquent du thé et du café; peu de vin
et pas du tout de spiritueux.

Ne vous alarmez pas des idées folles qui
peuvent vous assaillir sur les difformités dont,
après tout, les exemples sont rares. Il n'est
peut-être pas une jeune femme qui, à sa première grossesse, ne se soit figuré que son
enfant viendrait au monde avec un ou deux
pieds bots, des doigts en plus ou en moins,
une figure de bête, etc. En somme, ces visions
n'ont aucune influence sur la conformation
de l'enfant, les arrêts de développement et les
monstruosités résultent presque toujours de
chutes, de commotions, d'action plus ou moins
directe et toute physique, non point morale.

Gardez-vous bien de prendre des drogues, de vous faire saigner, sans demander l'avis du médecin ; il faut des considérations particulières et un examen sérieux en dehors desquels on s'expose à des imprudences, quelquefois à des accidents graves. Pour les incommodités des premiers mois, elles passent d'ordinaire seules ; mais si l'on est inquiétée, il n'est qu'une chose : consulter. L'on ne peut formuler d'avance la conduite à tenir, cela dépend beaucoup des cas, et il y aurait imprudence de ma part à donner des prescriptions de remèdes, souvent mal interprétées et appliquées à tort, déterminant des accidents comme il arrive par quelques ouvrages de médecine à la portée de tous. Il ne faut livrer que des préceptes d'hygiène et non des formules de médicaments ; je me conformerai toujours à cette idée que je crois sage. D'autant que d'ordinaire il n'est besoin d'aucune drogue, il suffit de veiller au régime, de suivre une ligne de conduite basée sur ce que je viens de dire, et l'on arrivera sans encombre à la délivrance dont le programme est exclusivement du ressort médical : c'est au docteur présent et à la sage-femme qu'est le rôle de parer à tout.

Pour la jeune mère : courage et docilité.

Après l'accouchement, il faudra beaucoup de calme encore, une chambre propre, des soins bien conduits, pas de visites ni de longues conversations qui fatiguent. Les premiers jours on laissera pénétrer le moins de monde possible, et, pour ne blesser personne, on dira aux visiteurs que madame repose. La curiosité ou l'intérêt réel ne doivent être un prétexte en aucune circonstance, lorsqu'il y va de la santé et de l'heureuse issue à laquelle tous les soins bien compris aboutissent.

Le régime attentif sera gradué suivant l'état de la jeune femme, et l'on se gardera bien de lui donner des choses excitantes, comme on le fait trop souvent à la campagne où, sous prétexte de la réconforter, on présente à la nouvelle mère une bonne grande tasse de vin chaud sucré... C'est là une idée déplorable, malheureusement trop répandue encore, et qui est souvent le point de départ d'inflammations terribles.

CHAPITRE VIII

DU TROUSSEAU, DE L'HABILLEMENT AU PREMIER AGE

Tout en vous occupant de fournir à l'être que vous portez les moyens d'arriver à bon terme, pensez à ce qui lui sera nécessaire pour son début dans le monde; il faut y songer avant la naissance et établir le petit trousseau avec ses accessoires, les parties de l'habillement indispensables aux premiers temps de la vie et suivant le mode employé, tailler les futures enveloppes du futur enfant.

Deux systèmes sont, de nos jours, en présence, c'est le maillot et la méthode anglaise. Lorsqu'on adoptera cette dernière, on se prémunira différemment que pour le premier, cela va sans dire. Elle consiste à vêtir l'enfant d'une chemisette en toile, d'une brassière de laine fermant par derrière au moyen de cordons plats, d'un corselet et d'un fichu, pour le haut du corps; d'un triangle de toile et de flanelle, placés sous le bassin, l'une des pointes ramenée entre les jambes et sur le ventre, les deux autres formant ceinture et culotte, le tout relié au corselet par des tresses, enfin des bas de laine tricotée, pour la partie inférieure ; une robe plus ou moins élégante, décolletée, à manches courtes et à jupe très-longue, complète l'habillement Quelques personnes remplacent le corselet par une sangle d'un tissu raide et dur, enroulée plusieurs fois autour de la poitrine et du ventre ; on y relie le triangle-caleçon par des tresses, comme on le fait au corselet. Je préfère celui-ci aux sangles : elles compriment trop en effet la poitrine et le ventre, si l'on veut qu'elles tiennent ; elles blessent fréquemment les cuisses retroussées contre leur bord tranchant et sont peu faciles à laver, ce qui fait souvent que l'on se borne à les mettre sécher quand elles sont humides.

- Le maillot s'organise, on le sait, au moyen de deux langes de toile croisés sur le devant du corps, retroussés aux pieds et recouverts d'une flanelle disposée comme eux, le tout maintenu par une bande roulée de la poitrine aux cuisses.

Le jour on laissera les mains libres si on veut; mais pour le sommeil et la chaleur il me semble préférable de les fixer. D'autant plus que, dans la demi-obscurité fournie par une veilleuse, au milieu d'un sommeil à peine secoué, la mère ou la nourrice ne sera pas exposée à tordre les bras de l'enfant pour lui donner le sein. On craint de serrer la poitrine, mais lorsqu'on emploie le maillot sans emprisonner les épaules, on est obligé d'exercer une compression assez forte pour que cela,

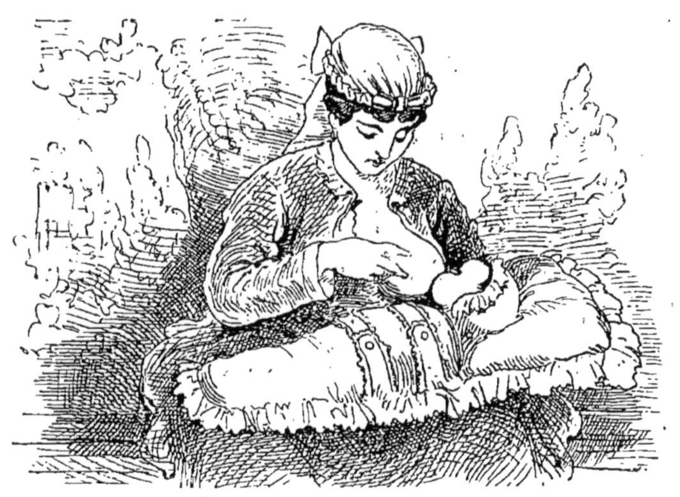

Meilleur système de maillot.

tienne, de même que pour la sangle. Et peut-être même comprime-t-on moins en avant par le système que je dis, précisément à cause des bras qui font saillie, et comme la poitrine se dilate surtout en avant, elle aura toute l'aisance voulue pour le faire. Si l'on couche l'enfant sous des couvertures et les bras libres, il faut avoir soin de fixer le lit, car en remuant il pourrait le faire tomber, ou bien il se réveillerait à la moindre oscillation qui se communique aux bras, tenus en l'air pour ainsi dire et non sur la couverture.

Que l'on se décide pour le maillot appliqué en prenant les bras, mais sans les serrer, aux premiers mois, ou pour celui que l'on place sous les aisselles, l'approvisionnement de linge est le même. Il en faut beaucoup pour changer l'enfant, si ce n'est aussitôt qu'il est gâté ou mouillé, du moins le plus tôt possible ; il est à considérer, en outre des urines et autres excrétions, qu'au premier âge la transpiration est très-abondante; que si le linge n'est pas changé souvent il devient nuisible; il doit toujours être frais; car malpropre, il rougit et écorche la peau, répand une mauvaise odeur, la vermine

y vit tout à l'aise et souvent certaines maladies de peau n'ont pas d'autre cause.

Chaque fois qu'on changera de linge, on
lavera les parties souillées du corps de l'enfant, ainsi que nous le dirons en parlant des
soins de propreté. On ne se servira que de
langes bien lavés, parfaitement secs et sans
jamais employer ceux qui, ayant été mouillés
d'urine, seraient secs au moment. Pour certains enfants dont la peau est délicate, on
sera quelquefois obligé, à cause des rou-
geurs produites par le frottement, de bien
lisser et même de repasser les parties de
l'habillement qui touchent immédiatement
la peau; et pour tous il sera bon, en hiver.
de chauffer un peu les langes. Mais il ne faudrait pas, dans ce but, les mettre sous l'o-
reiller ou près de la mère, car ils doivent
être frais et d'une bonne odeur de propreté.
Il est facile d'agir autrement, près du poële
ou à l'aide d'une boule d'eau bouillante que
l'on enveloppe du linge à chauffer.

Je préfère le maillot modifié de l'ancien
par l'absence de constriction exagérée, au
système anglais, parce que ce dernier est

plus long, plus difficile à changer, d'où il arrive souvent qu'on laisse l'enfant croupir dans ses ordures pour s'éviter de l'ennui; qu'au milieu de la complication des nœuds et cordons, de l'enroulement des pointes du triangle autour des cuisses, il se trouve un gros paquet de linge entre celles-ci, d'où résulte une position vicieuse permanente pour l'articulation, une impossibilité presque complète d'étendre les jambes, et que, par suite du contact tout-à-fait immédiat, l'urine est bien plus sûrement en rapport avec la peau.

Les bras, à cause du nombre des enveloppes qui passent sous l'aisselle : chemise, camisole, chemisette-corselet ou sangle, et robe, — sont constamment écartés du corps, ce qui est aussi une position vicieuse et fatigante. Si l'on use de sangles, la poitrine est au moins aussi comprimée que par la bande du maillot; les cuisses retroussées frottent et s'irritent; pour tenir l'enfant, on est obligé de faire porter le poids du corps sur les reins trop faibles, bien qu'on fasse, et sur le cou très-souvent, ce qui n'existe pas avec le maillot et son complément obligé, le calepin ou promeneuse d'étoffe.

On a mis sur le compte du maillot beaucoup de difformités, si ce n'est toutes, qui résultaient d'une constitution malsaine ou d'une alimentation défectueuse engendrant le rachitisme. On lui reconnaît comme inconvénient principal de serrer trop les membres délicats des nouveaux-nés, ce qui les expose à se déformer et les empêche de prendre l'exercice nécessaire au développement. C'est bien entendu qu'il ne faut pas comprimer avec force par des bandes étroitement roulées, mais cet inconvénient ne se produit guère. Voyez un enfant bien emmailloté, avec prudence : au bout d'une heure, c'est à peine s'il ne peut retirer ses bras. La flanelle forme une couche élastique dont un des rôles importants, en sa qualité de tissu de laine épais et à longs poils, est de s'opposer précisément à ce que la bande serre trop l'enfant. Les jambes, même allongées, jouissent de mouvements bien plus libres qu'avec le triangle-caleçon ; et quand elles auraient peu de latitude, l'absence d'exercice ne constituerait

9

pas un argument contre le maillot, car le nouveau-né passe une grande partie de son temps à dormir ; le reste il l'occupe à boire ou bien on le dérange pour le changer, et alors on doit, le tenant sur les genoux ou le plaçant sur un lit, lui permettre d'étendre ses petits membres, de gigotter et de prendre ainsi tout l'exercice nécessaire. L'usage qu'il ferait de ses mains libres serait tout au plus de se griffer le visage ; quant aux jambes, s'il les remue beaucoup en dormant, c'est qu'il est tourmenté ; sans quoi, elles restent immobiles sous la couverture comme dans le maillot prescrit.

Demandez aux mères qui ne se servent pas du maillot, demandez-leur comme il est facile de tenir un nouveau-né, de lui donner à boire quand il a les mains libres, quand on redoute à chaque mouvement de lui tordre les jambes ou de laisser la tête s'en aller sur le dos. Le maillot avec son calepin est bien plus commode, soutenant mieux les membres et la tête. L'enfant a des os faciles à déformer, ce sont presque des cartilages dans toute leur longueur, et c'est bien pour cela qu'il faut les mettre à l'abri des pressions maladroites quand on le saisit.

Le calepin ou portefeuille, le mot est bizarre, pas du tout scientifique, se compose en quelque sorte de deux taies d'oreiller, — en piqué, en coutil, en indienne ou autre étoffe et aussi ornées que l'on veut, — cousues bout à bout par un côté de leur ouverture. Dans l'une on place un oreiller, l'autre sert de sac muni d'agrafes pour serrer, suivant la grosseur de l'enfant. On introduit la partie inférieure de celui-ci dans le sac, le dos et la tête vont reposer sur l'oreiller rempli de balles d'avoine, de crin, de fougères ou de varechs. La bonne, la nourrice ou la mère passe son bras droit sous ledit oreiller, la main et l'avant-bras gauche sous les reins et tient l'enfant bien assujetti, convenablement maintenu contre sa poitrine.

Ce système, qui peut servir au dehors, est, je crois, préférable à la promeneuse de M. Didot qui offre la même disposition, mais est faite d'osier, dure sur la poitrine et le bras, car il est d'un usage continuel à la maison. Pour mettre l'enfant au lit, il n'est pas besoin de l'ôter du calepin et qu'on le prenne dans les bras à n'importe quel moment, il est toujours bien maintenu.

Quoi qu'il en soit, et n'importe le mode employé, — (car je ne voudrais pas qu'on me crût sans retour opposé aux Anglais et à leur système; je lui trouve des inconvénients que je ne vois pas au maillot, c'est tout, et je ne le proscris pas absolument,) — il faudra se rappeler que les indications sont de tenir le petit être assez chaudement, couvert d'étoffes douces et pas trop serrées, mais de ne pas abuser de la chaleur, car, au moindre froid, les organes délicats et non aguerris sont impressionnés bien plus vivement. On évitera les épingles qui, en piquant, deviennent parfois causes de convulsions, et il ne faudra pas de flanelle immédiatement en contact avec la peau, car cela est trop irritant, met l'enfant en moiteur et le rend impressionnable au froid.

Au début, on couvrira la tête d'un bonnet de toile sur lequel, en hiver, on en mettra un autre de laine.

Dans quelques régions du midi, les matro-

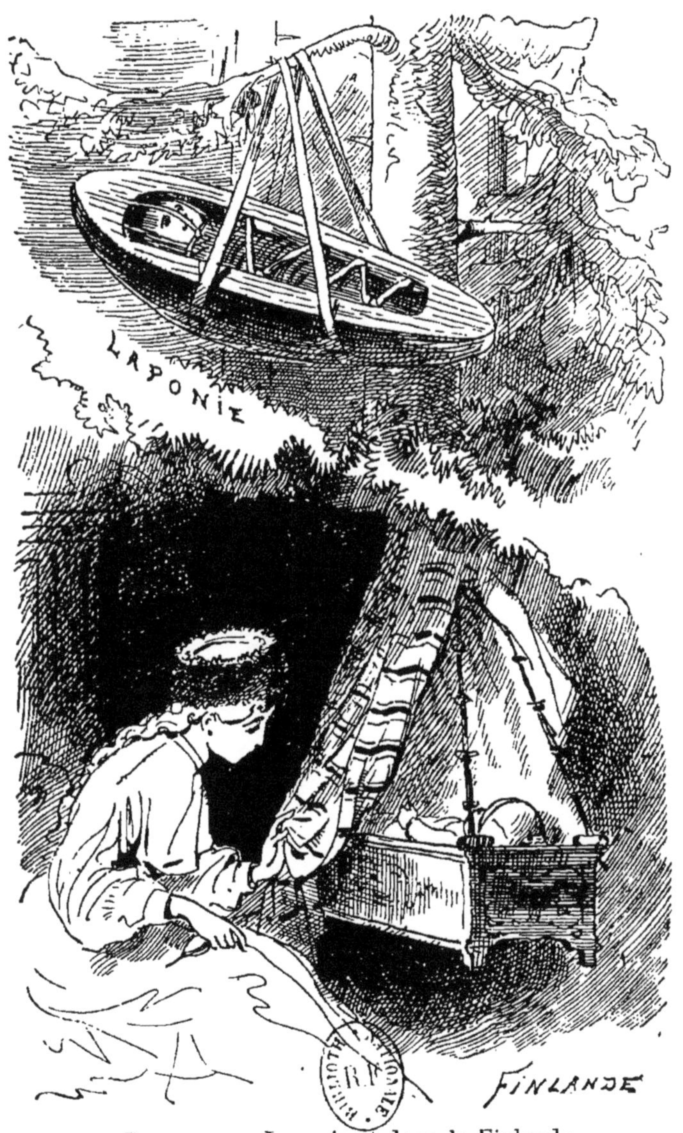

Berceaux en Laponie et dans la Finlande.

9.

nes tiennent beaucoup à serrer de bandes le
pourtour de la tête qui, à la longue, prend
une forme de pain de sucre. C'est un genre
de beauté fort apprécié par là ; tout dépend
de la mode, je me bornerai à citer celle-là ;
il est inutile, je crois, d'en dire mon sentiment.

Si l'on se décide pour le maillot, on le
continuera de nuit pendant près d'un an :
l'habitude fait le sommeil meilleur et l'on a
moins à craindre le froid. Après, on mettra
des couvertures bien maintenues pour que
l'enfant ne se trouve pas, en remuant, exposé
nu à l'air, comme cela arrive fréquemment,
et d'où résultent des rhumes plus ou moins
sérieux. Ou bien on fera de longues chemises
de toile, de flanelle, trop longues aux jambes
et aux manches, fermant au moyen de coulisses au bout des pieds et à l'extrémité des
bras, ce qui empêche l'enfant de se découvrir.

Dans le jour, vers trois mois, si l'enfant se
tient sur le bras, — comme on dit pour expri-
mer qu'il peut être assis et se maintenir sans
s'affaisser, — on mettra sur la chemise et la

camisole, en hiver, un jupon de flanelle à corsage sans manches et une petite robe; en été, on supprimera le jupon. Des bas de laine, des chaussons tricotés, — changés le plus possible quand ils sont humides, — et vers sept ou huit mois, de petits souliers de cuir souple compléteront l'habillement avec le moins de bonnets possible quand il fait chaud.

En général, mères trop attentives, vous couvrez trop vos enfants, et plus vous les couvrez, plus ils sont impressionnables au froid; plus ils s'enrhument facilement, plus vous augmentez le nombre et l'épaisseur de leurs vêtements. C'est un cercle vicieux, l'un provoquant l'autre et réciproquement, il n'y a aucune raison pour s'arrêter. Il faudrait être moins prodigue d'enveloppes de toutes façons, car, sous elles, l'enfant est en nage, se fatigue, se refroidit et tousse; ce n'est pas à dire qu'il soit bon, dès qu'il se tient sur ses jambes, de le faire aller tout nu comme chez nos voisins les Anglais; le meilleur ici, comme en tout, est entre les deux, qui sont des excès.

CHAPITRE IX

DE LA CHAMBRE. — DU LIT

Il n'est pas moins essentiel d'organiser
convenablement le coucher et d'approprier
la chambre à son nouvel et délicat habitant, qu'il ne l'a été de pourvoir à lui
tenir prêts des vêtements selon les règles
d'une bonne hygiène. Ce qu'il lui faut, c'est
de l'air pur et d'une chaleur modérée, pas
de refroidissement, mais aussi pas d'asphyxie
dans une chambre trop chauffée, remplie
d'un air lourd tout à fait nuisible.

Aussi l'on aura soin de choisir, pour s'y
installer avec le nouveau-né, une chambre
vaste, dont il soit facile de renouveler l'air,
dans laquelle une seule personne, la mère
ou la nourrice, soit couchée près de lui; car
la respiration de plusieurs communique à
l'atmosphère les conditions mauvaises d'un
air épais et contraire à la santé.

En Angleterre, à Londres même, la ville des brouillards noirs, de la fumée malsaine et pesante, les enfants ont leur chambre choisie dans des conditions passables, relativement à celles que subissent le reste des Londoniens. Elle est d'ordinaire à l'étage supérieur, exposée au soleil, sans rideaux aux fenêtres, pour ne point priver les délicats *babys* du moindre rayon chaud qui se hasarde dans la brume d'outre-Manche. Cette chambre est le *nursery*. Aux croisées, des barreaux de fer extérieurs garantissent de tout accident qui pourrait se produire si la surveillance venait à se relâcher quand, devenu plus grand, l'enfant, ou plutôt les enfants, car on sait que les Anglais ne regardent pas au nombre, commencent à donner tant d'inquiétudes par leur turbulence qui les porte à grimper partout, surtout aux fenêtres.

Prenons exemple sur nos voisins dans le choix intelligent de la chambre aux nourrissons : elle sera donc au midi, si faire se peut, car avec cette exposition-là, on n'a pas à craindre l'humidité, la froidure, et, dans l'hiver, s'il est un rayon de soleil, on en profite aussitôt. Chaque jour, on ouvrira largement fenêtres et porte afin de balayer complétement les odeurs de renfermé et autres qui ne feront pas défaut; il va sans dire que l'enfant ne sera pas dans la chambre au moment de l'opération de l'aérage.

Une température égale et douce, étant nécessaire, dans les pays froids, au milieu de la saison rigoureuse, comme une cheminée est insuffisante, on aura recours à un poêle de faïence qui la conserve longtemps au même degré, ne brûle pas l'air si vite, et, pour ces motifs, a une grande supériorité sur les poêles de fonte qui chauffent tout d'un coup très-fort, portent le sang à la tête par la vive chaleur qu'ils produisent, vicient l'air et se refroidissent avec rapidité. C'est un système pernicieux aux grandes personnes, plus mauvais encore pour les enfants. Aussi, lorsqu'on envoie un enfant en nourrice au village, doit-on faire entrer en ligne de compte cet inconvénient ajouté aux autres déjà si nombreux.

Presque partout, en effet, dans les campagnes, on se sert de poêles en fonte; de plus, afin de ne rien perdre, — le bois est cher, — un seul et unique fourneau est allumé, on utilise sa chaleur pour faire la cuisine et pour chauffer la chambre où tout le monde arrive en hiver. On se groupe autour du feu le jour, le soir à la veillée, et l'on se garde bien de renouveler l'air chargé de miasmes, en ouvrant, même une fois par semaine, la fenêtre à l'air pur du dehors. La famille du campagnard et votre enfant, — chose plus grave, — se trouvent donc toute la journée confinés dans cette chambre trop chaude, pleine d'odeurs de cuisine, de vapeurs des pots qui bouillent, d'émanations plus ou moins nauséabondes de ces gens qui sortent de l'écurie, qui fument leurs pipes noires, qui viennent du dehors tout mouillés et, se séchant, apportent leur bonne part à l'insalubrité de l'appartement.

Mais s'il faut, en hiver, admettre le soleil en bienvenu dans notre chambre au midi, l'été, on se préservera de ses rayons brûlants, qui la transformeraient en fournaise loin de laquelle fuiraient le repos et le sommeil. Tout le monde sait par expérience, il est presque banal de le dire, comme on est agité dans de telles conditions; on ouvrira donc le matin, quand l'enfant, à sa toilette, est dans une autre chambre; on profitera du moment de douce chaleur pour la promenade et l'on fermera les persiennes ou volets dès que le soleil se montrera vers les fenêtres.

Une dernière recommandation enfin est de ne pas mettre de fleurs ni de plantes dans la chambre de l'enfant, surtout la nuit, où elles deviennent très-pernicieuses par suite des propriétés qu'elles communiquent à l'air. C'est un poison subtil qui peut donner la mort.

Telle doit être, à peu près, la chambre pour être bonne : on y placera le berceau, la tête contre la fenêtre, de sorte que le grand jour ne fatigue pas les yeux; non de travers, de crainte de faire loucher. La nuit, on mettra de même la veilleuse derrière la tête du lit, directement et sa lumière interceptée par les rideaux. On aura soin de ne pas établir l'enfant dans la direction de deux portes formant courant d'air; cela donne quelquefois lieu, sans parler du refroidissement général, à l'inflammation des yeux, qui rougissent, pleurent et peuvent devenir sérieusement malades.

Le meilleur système de lit est en fer; j'aime beaucoup celui que l'on désigne sous le nom de *barcelonnette*, connu de tous, inutile à décrire. Elle présente l'avantage d'être, à volonté, fixe ou mobile, pour bercer, quand on ne peut faire autrement. Tandis qu'irrévocablement fixe, on est privé d'un auxiliaire quelquefois très-utile; d'un autre côté, si le berceau est monté sur des pieds en demi-cercle, il est facile à verser, on est obligé de mettre un livre, un morceau de bois, un corps quelconque sous les pieds pour l'immobiliser, et l'équilibre de l'enfant n'y est pas sûr.

Une paillasse remplie de balles d'avoine, de varechs, de feuilles de fougère ou de paille longue et sèche; — depuis quelque temps, on préconise, sans beaucoup de bruit toutefois, le son de blé moulu... — une paillasse, dis-je, placée dans le berceau de manière à ne pas le remplir jusqu'aux bords, — qui empêcheront les chutes, — servira de fond sur lequel on aura de petits matelas épais d'un doigt, capitonnés de ouate, ou des feutres absorbants.

Un oreiller de toile, contenant des varechs, du crin ou des balles d'avoine, complétera la partie destinée à recevoir l'enfant, sur lequel, en hiver, on rempliera une couverture; aux pieds, on pourra mettre un édredon quand il fera froid. Au reste, dans les premiers temps après la naissance, il sera utile, et surtout pendant la mauvaise saison, d'y placer une boule chaude, enveloppée de flanelle pour qu'elle se refroisse moins vite.

Il faut, autant que possible, éviter, si ce n'est proscrire absolument, la laine et la plume dans l'organisation du lit; on ne couvrira pas trop, car les enfants surchargés sont agités, transpirent outre mesure et s'affaiblissent.

Et que toutes ces parties soient constamment propres, bien sèches, sans odeur; que la paille, les varechs ou les fougères soient changés régulièrement chaque mois, remués tous les jours.

Que jamais on n'organise de séchoir dans la chambre de l'enfant, c'est une détestable chose, d'autant plus détestable qu'elle se pratique pour les langes mouillés d'urine que l'on veut faire servir à nouveau et qui commencent leur rôle pernicieux en dégageant leur odeur infecte près du feu, l'achèvent en irritant la peau qui veut du linge absolument propre, et en faisant respirer tout le temps un air vicié par leurs émanations.

Les rideaux épais, placés trop bas, sont d'un usage blâmable, ils gênent la respiration, empêchent l'air de se renouveler, et si l'on en met contre le jour, il ne faut pas les tirer en avant. Fixés à l'extrémité d'une flèche un peu élevée, les rideaux d'étoffe épaisse tomberont tout autour de la tête pour protéger les yeux; et l'été, contre les mouches, on les complètera par une légère mousseline partant aussi de la flèche et ramenée autour du berceau, de manière à laisser passer l'air, tout en formant une petite chambre à l'abri des insectes ennemis du sommeil de l'enfance. De la sorte, l'air pur circule à travers le tissu et remplace celui que la respiration de l'enfant altère, chose importante, en vue de laquelle on se gardera de couvrir la figure, même avec une mousseline, qui donne chaud et tourmente le petit dormeur.

CHAPITRE X

DU SOMMEIL

Tout est prêt à recevoir l'enfant : la chambre, le lit et les langes. Il arrive palpitant et inaugure son entrée au monde par des cris plus ou moins retentissants et répétés. Il prend ainsi possession de l'air qu'il respire, manière bruyante, mais nécessaire à l'établissement de bons rapports entre l'atmosphère et le nouveau-né. C'est une des grandes fonctions de l'existence par laquelle on débute, par laquelle on finit.

> On entre, on crie,
> C'est la vie.
> On crie, on sort.
> C'est la mort.

Abandonné sur des linges doux et chauds, pendant que l'on s'occupe à la mère, il devient à son tour l'objet des soins que nécessitent sa nudité, son cordon, sa peau bonne à nettoyer. Tout cela regarde la sage-femme, la mère exténuée sourit au petit être, heureuse et sans forces. Quand cette première toilette est terminée, on pose l'héritier présomptif sur son berceau où il commence l'apprentissage d'une de ses fonctions importantes : il s'endort avec calme en attendant qu'il lui soit donné de connaître la troisième des opérations auxquelles il consacrera ses premiers mois.

Beaucoup de temps est employé au sommeil dans les semaines qui suivent immédiatement la naissance ; l'enfant ne se réveille guère que pour boire et s'étirer un peu. S'il en est autrement, si des cris fréquents et plaintifs remplacent le somme bienfaisant et si le petit corps, au lieu de s'arrondir, reste stationnaire ou maigrit, il y a sans doute quelque chose de défectueux, et souvent on n'a qu'à chercher du côté de la mère pour trouver la cause. Et si l'enfant dort toujours et ne devient pas gros, il faudra se méfier encore : c'est bien souvent, en effet, que la nourrice n'a pas assez de lait ou qu'il n'est pas assez nourrissant. De même que pour les cris et l'agitation, signes de coliques, accompagnés presque toujours de vents et de diarrhée verte, il faudra bien aviser à changer les conditions mauvaises.

Peu à peu le sommeil du jour devient moins long, l'enfant se met en rapport avec son entourage, sourit, gazouille, est susceptible d'être amusé. Mais il lui faut quand même, et jusque vers deux ans, couper la journée bien longue par quelque temps de repos que l'on diminuera progressivement, jusqu'à deux heures au moins, une fois l'âge de sept à huit mois. Le réveil, au matin, a lieu vers cinq, six heures, quelquefois avant, et le coucher ne s'exécute guère qu'à six ou sept heures du soir; il est nécessaire de fragmenter ce long intervalle par des moments de repos que l'on régularisera. Tous les jours, à la même heure, on placera le bébé sur son lit et il s'y endormira, s'il est bien portant. Réveillé, comme je l'ai dit, de bon matin, on arrivera, par exemple, à le coucher à huit et à onze heures, puis entre deux et quatre, l'après-midi, où le sommeil vient presque toujours à la promenade.

Dans les intervalles, on donnerait à boire, et le coucher définitif aurait lieu vers six ou sept heures.

Il serait préférable que l'enfant bût en se réveillant que de dormir après avoir tété ; le sommeil, en effet, précipite la digestion et la rend incomplète, chose à éviter soigneusement, le contraire devant être le but d'une grande partie des soins à donner.

Il faudra voir les préférences de l'enfant pour telle heure ou telle autre, compter un peu avec les habitudes du ménage pour être tranquilles pendant les repas ou à d'autres heures que l'on tient à avoir complétement à soi ; et de trois sommes, on arrivera successivement à deux, puis à un seul, suivant les progrès de l'âge.

C'est une si bonne chose que dormir, pour l'enfant surtout, et comme la sagesse populaire est tombée juste en disant : jeunesse qui veille, vieillesse qui dort, signe de mort. L'activité de la nutrition, la nécessité d'acquérir du développement font un besoin impérieux du sommeil pour l'enfant, tandis qu'au vieillard, trop dormir menace le cerveau ou, du moins est signe qu'il est déjà sur la pente fatale.

La respiration calme, la figure modérément colorée, la tranquillité de l'enfant indiquent un bon sommeil réparateur et même constructeur, tandis que l'agitation le teint animé, la poitrine brusquement soulevée, le souffle bruyant sont l'indice ou de malaise ou de souffrance. Il fait trop chaud, l'enfant est trop serré, trop couvert, ou il est malade et s'éveille, comme effrayé, en pleurant. Quand, au contraire, le sourire accompagne le réveil, après un bon somme, on peut être tranquille, rien ne cloche, tout est pour le mieux dans le berceau le plus aimé du monde. Il faut que l'enfant soit toujours placé dans son berceau pour dormir. On pense lui être agréable en le prenant dans le *grand lit*, c'est bien souvent par nonchalance égoïste que l'on agit de la sorte, et il est plus simple de céder que de surmonter les cris s'adressant à un désir déraisonnable ; on *a la paix* tout de suite, mais on crée une habitude mauvaise. Au début, il sera peu sensible à cette attention, mais il finira par ne plus vouloir dormir ailleurs et cela pendant fort longtemps. Je connais une fillette de six ans que la faiblesse maternelle ne peut encore faire coucher seule !

Quelques mères placent le nouveau-né près d'elles pour lui tenir chaud, et, faibles elles-mêmes, ne pas être si fatiguées pour le prendre et lui donner à boire. C'est tout à fait blâmable, car il est, dans le lit d'une accouchée des odeurs qui sont loin de convenir aux poumons délicats du petit être, il leur faut de l'air pur et non pas d'autre. Craignez aussi, pendant le sommeil, vous retournant sur le corps de votre camarade de lit, craignez de l'étouffer comme cela arrive trop souvent, par malheur, à des nourrices paresseuses ou insouciantes, ne croyant rien de ce qu'on leur dit.

S'il est éveillé et que l'heure du sommeil arrive, mettez l'enfant sur son lit, l'habitude des premiers jours se continue sans encombre ; s'il dort au sein, posez-le sans secousse et ne le gardez dans vos bras sous aucun prétexte à la maison. Il s'y fatigue, ses membres prennent des positions vicieuses, et l'habitude mauvaise tourne autant contre lui que contre la mère.

Bercez le moins possible, pas du tout vaudrait mieux, mais les enfants vous mènent parfois et souvent on est faible. Il faudrait être fort. La maladie change les théories les plus belles, mais en santé, on doit s'affranchir de ces mauvaises habitudes; je reviendrai tout à l'heure sur la question et terminerai mon chapitre du sommeil en disant qu'il faut aussi bien se garder de produire près de l'enfant des bruits qui l'éveillent en l'effrayant que d'éviter le plus petit mouvement, de parler à voix basse, etc. On circulera sans gêne dans la chambre et l'on s'abstiendra de marcher sur la pointe du pied, comme de frapper les portes ou de laisser tomber un objet lourd à terre. N'éveillez pas en sursaut, mais ne rendez pas le sommeil léger par trop de précautions qui vous rendraient esclaves, vous et votre enfant.

CHAPITRE XI

DES HABITUDES POUR L'ENFANT

Une disposition toute naturelle chez l'homme, à partir de l'enfance, est d'être porté aux habitudes. Elles s'acquièrent, on le sait, par la répétition d'un même acte, exécuté de la même façon et dans les mêmes circonstances. Petit à petit elles arrivent à faire partie de nous et quand une fois elles sont établies, on a toutes les peines du monde à les déraciner, si par hasard on le veut énergiquement. Plus elles sont anciennes, plus elles sont récalcitrantes aux moyens employés pour les faire disparaître; quelquefois on n'y parvient pas, on les a pour la vie.

C'est une tyrannie qu'on ne peut secouer, en dépit des plus fermes résolutions, et l'on arrive à ce point que certaines font tellement partie de l'homme soumis à leur empire qu'il

les subit et remplit l'acte auquel elles con-
duisent, sans en avoir conscience, pour ainsi
dire.

C'est, on l'a dit à juste titre, une seconde
nature. Chez l'enfant déjà elle joue un rôle
considérable, aussi faut-il s'appliquer à lui
faire prendre les meilleures dès le principe,
à réprimer sans faiblesse les mauvaises qu'on
regretterait de lui voir plus tard et quelquefois sans remède. On doit les raisonner
à sa place, dans son intérêt présent et futur,
aussi bien que dans celui des personnes qui
l'entourent et prennent soin de lui.

Les parents y sont donc fort intéressés, ils
doivent en calculer les suites, peser les avantages de l'une, les inconvénients, les dangers
de l'autre et juger s'il est bon ou mauvais
de permettre ou de s'opposer. Il ne faut pas
croire que l'on aime mieux son enfant pour
le laisser agir à sa guise, c'est une idée de
faiblesse ignorante et complétement en dehors de la réalité des faits; le premier âge se
laisse diriger lorsqu'on y tient la main, et
cela sans peine, sans déplaisir, à plus forte
raison n'y est-il pas question de souffrance. Et

suivant la manière dont on s'y prend, l'enfant sera facile, agréable, bien portant ou malade, donnant toute espèce de tracas et très-insupportable.

Les instincts ne sont pas toujours à suivre, chez l'homme surtout; au début, on peut les diriger, car l'insurrection raisonnée ne se montre pas encore et les animaux mêmes que l'on se plaît souvent à montrer comme bien supérieurs à nous, sous ce point de vue, ont besoin d'être surveillés. L'instinct n'est pas encore développé chez ce petit oiseau téméraire qui se penche, se penche hors du nid et, tombant à terre, se brise. La mère est là qui

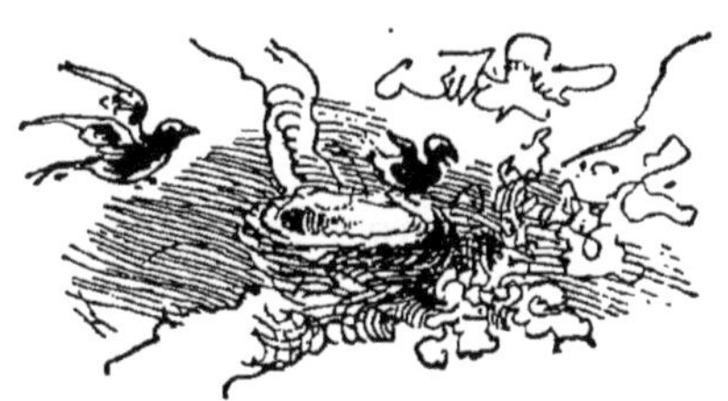

empêche ces malheurs bien souvent, c'est à elle aussi de prévoir les besoins, de les régler et de les satisfaire.

L'habitude pour l'enfant, c'est la santé ou la maladie, suivant qu'elle est bonne ou mauvaise. C'est ainsi que les repas seront profitables ou nuisibles suivant l'heure à laquelle on les donne, le nombre de fois qu'ils sont présentés, la quantité, la qualité de leur composition. Si l'on offre au moindre cri le sein ou le biberon, l'enfant boit peu chaque fois, son estomac, dérangé à tout instant, se fatigue et fonctionne mal ; si on lui donne à manger tout ce qu'il voit et désire, les résultats et la santé sont déplorables. Il faut attendre que l'enfant ait faim et l'on arrive à lui donner un véritable appétit en le faisant attendre un peu, en espaçant les repas comme il convient.

Je dirai, en parlant du régime, comment il faut se conduire pour arriver à bien ; il n'y a pas à se départir des règles tracées, hors de là se trouvent la maladie, le dépérissement et quelquefois la mort.

Il faut bien se garder aussi de faire assister l'enfant de sept ou huit mois et plus au repas de ses parents ; en même temps qu'il est fort incommode pour une mère de tenir, en mangeant, son bébé sur les genoux, il est mauvais pour lui de le mettre en présence d'aliments dont il aura envie par désir de tout porter à sa bouche et sans faim, ou par gourmandise : on lui donnera ce qui paraît lui être agréable et souvent des choses nuisibles. Pour éviter ces tentations, je suis d'avis que si l'on n'a pas de domestiques au profit desquels on puisse se débarrasser du petit pendant le repas, on doit s'arranger en sorte de dîner tandis que l'enfant dort.

Régulariser avec intelligence, tel doit être le but à poursuivre dès les premiers mois; il en est ainsi du sommeil : on verra quelle heure, à peu près, est la préférée et tous les jours, vers ce moment, on se dispensera des jeux et de toutes les excitations qui empêcheraient l'enfant de dormir; on le placera sur son lit, où il fermera les yeux sans protester, si l'on a soin de le mettre d'habitude éveillé sur sa couche. On choisit d'ordinaire le moment où il vient de boire pour en agir ainsi, le sommeil vient plus facilement dans la demi-béatitude qu'éprouve l'estomac rempli de bon lait; mais les digestions ne valent pas, il serait préférable de donner à boire au réveil. Plus tard, quand le petit homme grandi fera de moins longs sommes, on lui réservera des heures auxquelles il sera habitué, et, quand la santé sera bonne, le sommeil ne se fera pas attendre.

Bercez le moins possible sur les bras ou dans le petit lit, c'est une mauvaise habitude. Si vous ne pouvez faire autrement, que ce soit avec douceur et en chantant à mi-voix un air monotone et qui porte au sommeil. Ce n'est pas, à vrai dire, bien gai, mais le procédé réussit; c'est l'important. De même, sur les bras, l'enfant doit être balancé dans un mouvement moëlleux et sans secousses, accompagné des chants primitifs de nos vieilles grands-mères.

Quelques-uns voudraient absolument défendre de bercer et de promener sur les bras; ils prétendent, à tort, je pense, que cela hébète les enfants en secouant leur cerveau.

Cela pourrait être, avec des oscillations trop rapides, des danses échevelées, comme il arrive à certaines femmes agacées d'en faire subir à leur élève indocile. Il en serait

de même si l'on procurait à l'enfant un bercement continuel, comme je l'ai vu chez un
meunier trop ingénieux. Cet homme, qui joi-
gnait à sa mouture une exploitation rurale
assez importante, avait imaginé, pour laisser
à sa femme, à lui-même et à toute sa bande
le temps que son petit bonhomme aurait pu
lui enlever par ses cris, de mettre en rapport

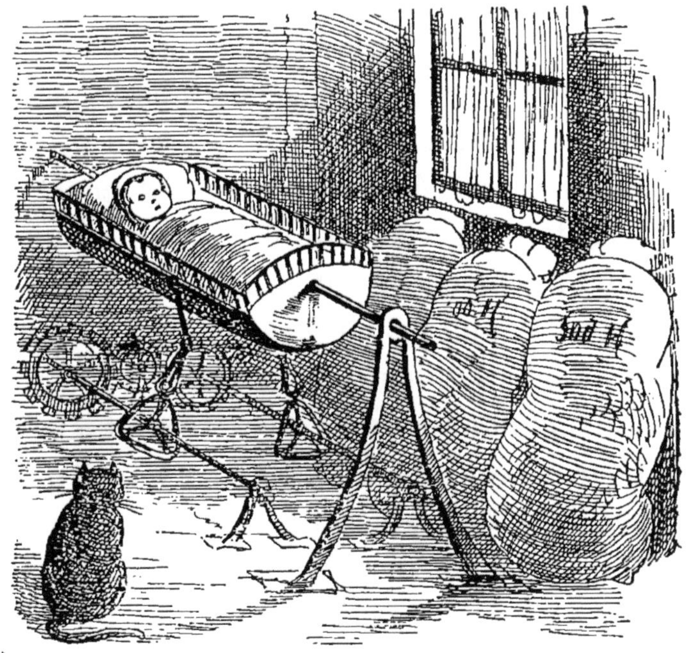

Invention d'un meunier.

le berceau de l'enfant avec une manivelle,

une courroie, quelques engrenages mis en mouvement par la transmission du moulin. C'était fort bien combiné, la machine fonctionnait régulièrement tout le jour et une partie de la nuit; l'enfant allait à la mécanique à la grande satisfaction du père qui admirait sa combinaison. Mais hélas, il arriva que l'enfant fut idiot.

Un jour, je vis cet homme et son idiot; il me raconta son merveilleux système et fut bien étonné, scandalisé même quand je lui dis que probablement sa fameuse idée était cause de l'arrêt de développement constaté dans l'intelligence de son fils. Il ne me crut pas sur le champ et fut peu satisfait de ma critique. Néanmoins, il y réfléchit et, comme il eut d'autres enfants, il laissa de côté son mécanisme dans leur élevage et n'eut aucun idiot parmi ces trois. Du reste, il n'y avait dans la famille aucun antécédent; je crois donc pouvoir affirmer que les oscillations continuelles étaient la cause de l'idiotie du premier qui, en grandissant, du reste, arriva à n'être plus que simple.

Mais le bercement, comme je l'indique,

n'est qu'une mauvaise habitude, sans danger, assujétissante et, pour ce motif, bonne à laisser de côté. Pourtant mon opinion n'est pas, afin d'éviter sans retour cet inconvénient, de n'avoir que des berceaux, — ou mieux, des lits, — fixes, car il est parfois bien difficile de ne pas user de ce moyen de bercer, très-répandu et loin d'être en rapport avec le nombre des idiots. Je suis du parti des parents, qui disent : On fait comme on peut. Cela est vrai, bien souvent.

Quand un enfant crie, pleure et se tord, il est plus aisé de dire : laissez-le faire, que d'assister impassible à sa scène de désolation ; on ne peut l'abandonner ainsi au risque de voir se produire des hernies et des congestions réelles, sous prétexte d'en éviter d'imaginaires.

C'est surtout quand l'enfant est malade qu'on lui fait naître l'habitude en question ; il s'agite en pleurant, on ne sait que devenir, il souffre, le cœur s'émeut et alors on le prend dans les bras, on le promène, le balançant avec douceur et chantant, ou bien, le laissant dans son lit, on est bien obligé de lui

donner quelques oscillations... Il se calme
et s'endort parfois. Tant qu'il est malade, la
même scène se renouvelle chaque jour plusieurs fois et, quand la santé est revenue, l'habitude est prise ; mais alors il faudrait revenir
à une ligne de conduite plus raisonnée, utile
à la mère et à l'enfant. Le motif qui avait fait
admettre cette manière d'apaiser et d'endor-
mir n'existe plus, il serait nécessaire de s'ar-
mer de courage, de surmonter les cris tant
qu'ils ne sont pas trop violents et qu'il ne suf-
foquent pas l'enfant.

Et ces cas de maladie arrivent chez presque tous, en plus ou en moins ; les heureux
n'ont que leurs dents et la vaccine pour les
tourmenter ; cela suffit à faire naître l'habitude ; il en est qui poussent tout seuls et comme
des champignons : ceux-là n'ont aucune excuse s'il ne dorment pas sans artifice de gâ-
terie ; — il en est qu'on berce, d'autres auxquels il faut tenir la main !... et autres
manœuvres absurdes... Quant aux pauvres
petits torturés de coliques et de nausées, je
ne puis blâmer qu'on emploie tous les moyens
pour les distraire, les apaiser et leur faire

prendre des forces dans un sommeil réparateur, bien nécessaire pour la nouvelle lutte
à soutenir contre le mal, au réveil.

S'il n'est pas absolument indispensable de
ne pas bercer, — doucement, c'est convenu,
et le moins possible, c'est convenu encore,
— il est *nécessaire*, en revanche, de faire con-
tracter l'habitude des bains, si utiles comme
fortifiants et comme soins de propreté, deve-
nant bien des fois une précieuse ressource
en cas de maladie. Si l'on a commencé de
bonne heure, cela ne souffre aucune difficulté, tandis que l'on a toutes les peines du
monde à décider un enfant qui craint l'eau,
avec laquelle il n'est pas familiarisée. C'est
au début de la vie que l'on aura moins à lut-
ter; bien mieux, le bain deviendra une partie
de plaisir applaudie à l'avance par le batte-
ment joyeux des petites mains.

Par exemple, il est quelques manies contre
lesquelles il n'y a pas à résister, tout ce
qu'on peut faire, c'est de veiller attentivement
pour qu'il n'arrive rien de fâcheux. Du nombre se trouve l'habitude de porter à la bouche
tout ce qui est sous la main; on aura beau

faire, il en sera toujours ainsi, mais il faudra prendre garde, éloigner les petits objets ; l'enfant pourrait les avaler et en être étouffé ; de même les objets coupants et ceux dont la peinture tient mal, pour les motifs que l'on voit sans peine.

Il faut s'ingénier souvent, étudier le petit être, discerner son caractère déjà ébauché ; son métier est de se nourrir, crier, rire et dormir ; il faut connaître ses cris, savoir ce qu'ils signifient, s'ils expriment la soif, la souffrance, le sommeil qui fuit, ou ne sont qu'un simple exercice des poumons, comme il arrive parfois aux premières semaines. Si l'enfant tourne la tête de côté et d'autre, en ouvrant la bouche, s'il saisit le doigt qu'on y introduit, on présentera le sein, — sachant depuis combien de temps il a bu, — on visitera les langes, ou berçant un peu, promenant sur les bras, selon l'habitude, mettant sur le lit, si l'éducation est parfaite, on verra à quelle sorte de réclamation l'on a affaire.

Observez et réglez sagement, vous y aurez tout avantage ; habituez aussi le jeune enfant, et le plus tôt possible, à voir souvent de nouvelles figures, à ne pas être toujours avec la même personne. On évite ainsi d'en faire de petits sauvages, comme on dit, fatigants pour la mère, insupportables si l'on vient à changer de bonne.

Ne cédez pas à leur moindre caprice, mais ne les grondez pas trop fort, ne leur faites .pas peur et ne soyez pas dans tous vos états s'il viennent à tomber. C'est très-souvent le moyen de les rendre timides, de leur faire songer qu'ils ont mal et de les faire pleurer. S'ils entrent en colère, aspergez leur figure et donnez-leur quelques gorgées d'eau fraîche à boire.

Commencez enfin dès six ou sept mois à vous servir du vase ; — on ne réussit pas chaque fois, mais la connaissance de l'objet s'établit ; — à cet âge, l'enfant résiste moins et de la sorte on lui crée des habitudes de propreté fort avantageuses, puisque le séjour sera moins prolongé dans des langes humides, qu'on aura moins à les changer et que plus tard on n'aura pas de lutte à soutenir contre les ennuis de la malpropreté dans les appartements. Il sera bon de faire chauffer un peu les bords du vase en hiver, pour ne pas surprendre l'enfant, ce qui lui ferait absolument refuser de se tenir assis comme il convient.

Ces remarques peuvent paraître futiles, au premier abord, mais en réalité elles ne le sont pas, car les moindres choses ont ici une importance très-grande, surtout en vue de leur résultat définitif et du but vers lequel doivent concourir tous les efforts : la santé de l'enfant, tout en ménageant les forces de la mère et lui évitant les ennuis d'une éducation mal commencée:

CHAPITRE XII

RÉGIME, ALIMENTATION DE L'ENFANT

C'est, nous l'avons dit, un avantage de l'allaitement par la mère que de fournir du lait immédiatement en rapport avec les besoins du nouveau-né ; celui-ci, en effet, a les intestins remplis de matières spéciales, auxquelles on a donné le nom de *meconium*, et, pour aider à son expulsion, il faut que l'enfant prenne quelque substance plus ou moins laxative : la nature a fait les frais de ce purgatif, il se trouve dans le sein maternel. Il faut en profiter et donner à boire au bout des deux à six premières heures qui se sont écoulées depuis la délivrance ; le lait possède ces propriétés spéciales pendant deux ou trois jours seulement, il nourrit fort peu ce temps-là, mais il prépare l'estomac et les intestins.

De plus la succion opérée par l'enfant est favorable à la mère, elle diminue la fièvre et

12.

s'oppose aux engorgements et à leurs suites fâcheuses.

Il faudra donner aussi à boire de chaque côté, à tour de rôle, pour ne pas laisser l'un ou l'autre sein s'engorger, ce qui porterait l'enfant à le refuser, d'où naîtrait de la douleur pour la mère et à la suite de quoi on serait obligé de se servir du tire-lait, dont il faut restreindre l'emploi le plus possible, parce qu'il meurtrit les chairs et donne quelquefois lieu à des irritations inflammatoires suivies d'abcès.

Mais quand l'intention est arrêtée de ne pas faire nourrir par la mère, on ne doit pas, — dans l'intérêt de l'enfant et pour lui fournir le premier lait, — l'engager à offrir le sein pendant quelques jours. Ce serait peut-être utile au nouveau-né, mais, à coup sûr, funeste pour la mère. En outre de la cruauté qu'il y aurait à lui faire commencer l'allaitement pour le lui retirer ensuite, ce n'est pas sans danger que l'on établirait chez elle cette fonction pour la cesser bientôt. La nature ne s'accommoderait pas de ce leurre et les engorgements, les abcès seraient bien plus à craindre, sans fournir grands avantages à l'enfant par ce premier lait auquel on peut suppléer très-bien, puisqu'on ne le ferait boire que pendant cinq à six jours, le temps de produire l'effet laxatif désiré. Ce n'est vraiment pas la peine et j'aime tout autant cemmencer de suite l'allaitement par la nourrice, dans les précautions que je dirai plus tard.

Pendant les premiers jours, l'enfant boit et dort, le lait séreux est peu nourrissant, il faudra présenter le sein presque chaque heure, tout au moins chaque deux heures. — Pour aider à la première selle, quand, pour un motif ou un autre, la mère, fatiguée par des douleurs longues et pénibles, ne peut donner le sein dès le premier jour, on pourra faire boire à l'enfant du miel dans de l'eau.

De même, pour remplacer le lait spécial qui est nécessaire, lorsqu'on a une nourrice, on usera de cette eau miellée ou l'on fera prendre une, deux cuillers à café de sirop de chicorée. Le premier jour, dans ce cas et lorsque la mère ne peut allaiter de suite, on donnera, en attendant le lait, environ une heure et demie après la naissance, quelques petites cuillers d'eau sucrée, on les continuera chaque deux heures et la nourrice entrera en fonctions le lendemain.

Si l'on était obligé d'attendre plus d'un jour, pour une raison spéciale, on ferait boire à l'enfant un mélange composé d'un quart de lait de vache et de trois quarts d'eau légèrement sucrée.

La présence de la sage-femme est nécessaire pour enseigner à la jeune mère inhabile comment elle doit s'y prendre les premières fois qu'elle donne à teter ; il est des enfants qui se mettent plus ou moins facilement à leur nouvel office ; le sein peut présenter une conformation spéciale qui nécessite l'emploi de petites manœuvres, à prévoir déjà avant les couches, l'emploi de bouts de sein, etc.. Il faut laver le mamelon avec de l'eau tiède, voir si la succion se fait bien, si le filet n'est pas trop court..., et d'autres considérations pour lesquelles l'intervention d'une personne expérimentée en ces sortes de choses est très-utile.

Il est des enfants, paresseux dirait-on, qui mettent beaucoup de temps à chaque fois qu'ils tètent, et la mère assise dans son lit se fatigue, car la position n'est pas des plus commodes. Si, au contraire, elle se couchait sur le côté, à la manière des Américaines et des Siamoises, laissant aller par son propre poids le sein dans la bouche de l'enfant, tenu entre le bras et la poitrine, il y aurait peu de fatigue et tout le temps voulu serait laissé au petit indolent ou trop faible pour aller plus vite.

Et dans ces premiers jours, pour engager le nourrisson, quand on lui présente le sein, il sera utile de mouiller chaque fois avec de la salive, ou, faisant sortir en pressant quelques gouttes de lait, de les étendre sur le mamelon.

Au début, on donnera à boire à peu près à la guise de l'enfant, chaque heure ou chaque deux heures, disions-nous, — trois, au grand maximum, — puis, au bout d'un mois à six semaines, on observera les moments où de préférence il tète avec régularité, le plus longtemps, et l'on réservera pour ces heures de prédilection l'instant fixe des repas. Il est nécessaire, en effet, de les régler et de ne pas présenter le sein à tort

et à travers, car, en donnant trop souvent
à boire, le lait arrive dans l'estomac au milieu d'une digestion commencée et alors cet
organe ne sait plus auquel entendre, il se
trouble et le résultat est une indigestion
ou, tout au moins, un travail digestif tout
à fait incomplet. Le lait peut même passer
dans les selles à moitié digéré et au lieu de
profiter, rendre malade, irritant, en pure
perte pour l'alimentation, l'estomac et les
intestins. En faisant boire cinq ou six fois
de jour et deux ou trois fois la nuit, on
aurait une bonne moyenne et encore faudrait-il s'arranger de manière à n'être réveillée qu'une fois; la mère jouirait ainsi
d'un repos suffisant et serait dispensée de
donner d'autre lait que le sien, car une fois
c'est bien peu. A plus forte raison, la nourrice campagnarde pourrait-elle suffire la
nuit, étant d'ordinaire plus robuste que la
mère citadine. Et ce serait vers le milieu,
combinant les heures du jour de manière
à arriver au résultat voulu. Ainsi, l'enfant
se réveille de bon matin, à cinq heures je
suppose, il boit avec appétit, s'il n'a rien

dans l'estomac depuis minuit; ce premier repas le mène très-bien jusqu'à huit heures et ensuite on échelonne les autres : à onze, deux, cinq, huit et dix heures pour la journée; au milieu de la nuit une fois, et l'on pourra réduire au fur et à mesure que l'on avancera. On aura peut-être quelques difficultés, l'enfant criera sans doute lorsqu'on ne lui présentera pas à chaque réquisition l'objet de ses désirs, mais considérant que son avantage est là tout aussi bien que celui de la nourrice, il faut avoir de la fermeté, ne pas se laisser émouvoir et l'on verra l'enfant se faire très-bien à la chose. De la sorte, le lait se formera mieux, le sommeil réparateur donnera de nouvelles forces à la mère et l'enfant lui-même, n'ayant pas à chaque instant de la nuit une petite digestion à commencer, ne fatiguera pas son estomac. De plus, ne tètant pas trop souvent, il permettra au lait de bien se former et au réveil, comme il aura plus soif, il boira tout d'un coup et sans laisser le meilleur, qui est la dernière portion contenue dans le sein.

Il est de ces enfants, dont je parlais tout à l'heure, paresseux à teter et qui s'arrêtent au milieu de leur opération, fermant les yeux, dans un état de demi-sommeil. Il faut essayer, à chaque fois que cela leur arrive, de retirer le bout du sein et on les voit courir après, se remettre à boire ; sinon, et au cas de vrai sommeil, on les pose le plus doucement possible dans leur berceau. Si l'on n'avait pas soin de les ôter du sein, ils prendraient la mauvaise habitude en dormant de le vouloir toujours dans leur bouche, suçant de temps à autre, se réveillant quand cela manque.

Il faudra surveiller attentivement quand le nourrisson prend et quitte le sein en s'agitant avec des pleurs : il est probable qu'il n'y a guère de lait. Si la mère nourrit, il y aura peut-être lieu de l'aider par du lait de vache ou de recourir à une nourrice. Ayant affaire à une de ces dernières, on en chercherait une autre, sans attendre un complet dépérissement, quelquefois une maladie incurable. — Lorsqu'on donne du lait d'animaux, à partir des premiers jours,

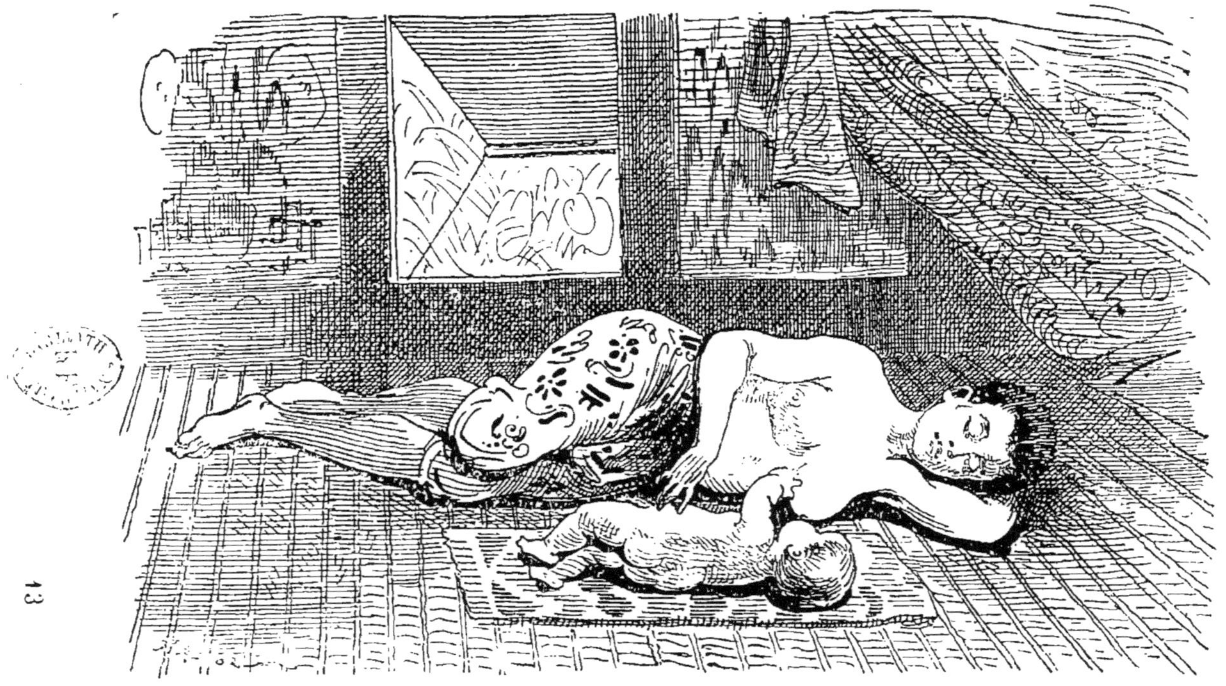

Nourrice siamoise.

13

dans l'allaitement mixte, en même temps
que la mère fournit ce qu'elle peut, il faudra se souvenir de ce que je disais en parlant
du système artificiel, pour la température, et
ne jamais faire chauffer le mélange qu'avec
toutes les précautions voulues, sans faire
bouillir, toujours au bain-marie.

Il vaudrait mieux ne donner du lait de
vache, de chèvre ou autre qu'entre le troisième et le quatrième mois, pour soulager ;
quand il en est besoin avant, c'est que la
nourrice ne convient pas, le remède est chez
une autre.

Puis on sera guidé par l'état de l'enfant
pour lui faire prendre autre chose que du
lait ; plus il sera faible, plus on devra être
circonspect. Quelques-uns voudraient borner
la nourriture au lait exclusivement pendant
dix-huit mois à deux années. C'est vouloir
presque toujours l'impossible, ce serait faire
reculer plus de mères qu'il ne s'en trouve
déjà, devant une tâche pareille. Et la moitié
du temps, on ne le pourrait pas avec la meilleure volonté du monde, car le lait ne suffit
plus dans bien des cas vers cinq ou six mois

et si, pour une cause ou pour une autre,
vers onze ou douze mois, — en supposant
que tout ait marché très-bien jusque-là avec
le lait seul, — on est obligé de suspendre,
le sevrage se fait brusquement, sans préparation aucune, l'enfant ne sait pas pas manger et l'on est exposé à des conséquences de
beaucoup plus dangereuses.

Il est vrai que les partisans de cette idée-
là donnent la nuit du lait de vache, à partir
de six mois ; le jour également, si la mère ou
la nourrice ne suffit pas. Mais en même temps,
croyez-moi, si vous voyez un enfant de cet
âge, jusqu'alors exclusivement au régime du
lait, non pas dépérir, mais rester stationnaire, donnez-lui à manger et vous verrez le
changement. Vous le verrez alors prendre
des couleurs, des forces, de la gaîté et ga-
gnant en fermeté, ne plus être si bouffi, réellement plus fort. Il ne faut en rien être si
exclusif et partir d'idées en l'air pour essayer
de les appliquer et fourvoyer souvent dans
une mauvaise voie ceux qui vous écoutent.

Il va sans dire que la nourriture doit être
appropriée ; qu'il faut même, suivant tel ou

enfant, commencer plus ou moins tôt les bouillies, les panades et les potages ; qu'il ne faut pas faire comme chez les paysans qui donnent à leurs petits une pitance grossière et indigeste. Pour eux, en effet, à partir de deux et trois mois, quand ils peuvent dire : l'enfant mange comme nous, ils sont tout fiers ; plus un enfant mange de bonne heure et de tout, mieux cela vaut. De là un danger des nourrices de la campagne, sans parler des autres. Un enfant né chétif nécessite une surveillance continuelle, il faut s'ingénier à chaque instant et l'on arrive ainsi parfois à faire vivre de véritables phénomène de débilité. Ceux là ne sont pas les moins intelligents des hommes, car on rapporte que Voltaire, à cause de son extrême faiblesse, ne put être baptisé que longtemps après sa naissance : il vécut quatre-vingt-cinq ans et plus, ainsi que Newton, qui naquit avorton. Il en fut de même de Walter-Scott, de Fontenelle, qui vécut cent ans et fut d'un esprit proverbial jusqu'à la fin de ses jours. Les soins qu'on leur donna dans leur enfance furent extraordinaires ; autour d'eux l'on désespéra plusieurs années de les voir continuer à vivre, et l'on peut se convaincre ainsi qu'il ne faut jamais se relâcher en ces cas des minutieuses précautions sans lesquelles ces exemples de longévité n'auraient pas dépassé quelques mois.

Lorsqu'un pauvre petit, maigre et frêle, une sorte de grenouille écorchée, vient au monde, il n'en faut donc pas désespérer, et l'on arrivera, par des moyens suivis, un régime léger d'abord, puis bien gradué, à constituer un enfant viable.

On sera, disais-je, guidé par l'état de l'enfant et aussi par le lait de la mère pour l'époque des aliments autres ; aux premiers mois, la femme suffit, elle donne une nourriture renfermant tout ce qu'il faut, mais plus tard, soit comme richesse, soit comme quantité, elle est au-dessous des besoins du nourrisson.

En moyenne, on commencera vers le troisième ou le quatrième mois à donner une croûte de pain, l'enfant la suce, et quelques parcelles délayées dans la salive sont entraînées vers l'estomac ; c'est peu, mais on débute, il faut aller avec prudence. Puis, au cinquième ou sixième mois, on s'adresse aux aliments qui ont pour base le lait de vache : biscottes, tapioca au lait, bouillie.

Cette dernière a été frappée de réprobation, elle ne la mérite pas entièrement ; toutefois, il est à dire que si elle a été fortement accusée, ce n'est pas tout à fait sans motifs, mais surtout, je crois, parce que généralement elle est mal préparée. Il faut apporter beaucoup de soin en effet à sa confection ; elle doit être parfaitement cuite et ne pas être de la colle, ainsi qu'il arrive souvent. Pour la bien faire, on prendra du lait et de belle farine de froment que l'on y délaie ; plaçant le tout sur le feu, on doit avoir la patience de tourner le mélange avec une cuiller ou une spatule jusqu'à la cuisson bien en train. Le feu doit être doux, le lait frais, la farine pure. En dehors de ces conditions, on fera mieux de renoncer à la bouillie.

Si l'on veut éviter les ennuis d'une préparation demandant une pareille surveillance, on remplacera la farine par de la mie de pain séchée au four et pulvérisée, cuite aussi dans le lait, pour laquelle il suffit de tourner quelquefois pendant qu'elle est sur le feu. Quant à la bouillie faite comme je viens de le dire, elle est non-seulement inoffensive mais encore constitue un bon aliment. De même, on pourra faire bouillir du pain blanc dans de l'eau, faire égoutter et, versant dessus du lait tiède n'ayant pas bouilli, un peu sucré, préparer vite et aisément un mets agréable, d'une digestion facile, très-bien supporté, donnant de bons résultats.

Je ferai observer, à cette occasion, que l'on ne doit employer pour l'enfance, soit dans les bouillons, soit dans le lait coupé, soit à boire seule, que de l'eau pure, potable, — et non de l'eau chargée de sels de chaux, de détritus organiques, comme celle de la Seine. Les étrangers et les Parisiens qui reviennent de la campagne en sont presque tous incommodés et les enfants de Paris y trouvent un poison dont l'effet consiste en diarrhée et en vomissements. Aussi faudrait-il, maintenant que l'on a l'eau de la Dhuys, s'en procurer spécialement pour les jeunes enfants étrangers à l'eau filtrée et qui, j'en suis convaincu,

p?ient de la vie l'usage d'une boisson si per-
nicieuse. On reconnaîtra dans les autres pays
les caractères d'une eau potable à ce qu'elle
dissout bien le savon et cuit parfaitement les
légumes, tandis que celle dont il faut rejeter
l'emploi met le savon en grumeaux et rend
les légumes durs.

En fait d'aliments, la mode est aux biscottes; ne négligez pas les biscottes, si vous
ne les trouvez pas trop chères. Mais ne les
donnez pas pour remplacer le lait maternel,
non plus qu'avant cinq ou six mois.

Le tapioca et les fécules ont des avantages
aussi; on pourra, dans le cercle de ces diffé-
rents produits, varier ses essais pour s'arrêter
à celui que l'enfant semblera préférer.

Mais, quel qu'il soit, faites-le bien cuire,
donnez-le doux et sucrez-le très-légèrement.
Commencez à en faire prendre dix à douze
cuillers à café et, progressivement, augmentez
la dose et deux fois dans la journée.

Vers le huitième mois, adressez-vous aux
bouillons et aux potages au pain, au tapioca,
au sagou, parfaitement cuits et modérément
salés. Il serait bon de commencer par des

bouillons de veau ou de poulet, mais ce n'est pas chose commode pour tous, et si l'on met le pot-au-feu avec du bœuf, dégraissez le, faites-en un petit potage pour l'enfant qui le supportera très-bien et dont il profitera.

A neuf ou dix mois, essayez de l'eau rougie un peu sucrée dans laquelle on trempe un morceau de pain à faire sucer ou dont on fait boire un à deux doigts ; il est quelques enfants qui la refusent, présentez-la quand même les jours suivants, mais qu'elle soit alors très-légère de vin. Celui-ci doit être d'une bonne provenance, non sophistiqué !... vieux et d'une faible alcoolisation.

Progressivement enfin l'on arrive à donner quelques jus de viande, un peu d'œuf sur une mouillette de pain, un os à sucer, un peu de mou de veau à mâchonner. Je ne crois pas qu'il soit utile de varier beaucoup, et l'on serait très-embarrassé de le faire dans la période des potages ; ils sont peu nombreux, en effet, et ce sera toujours : tapioca, sagou, etc., au lait, ou tapioca, sagou... et bouillon. L'enfant ne se fatigue pas du lait ; moins il varie, mieux cela vaut, et son estomac n'a pas besoin d'une alimentation changeante; au contraire, il lui faut des choses connues et dont il sache l'emploi.

Pas d'aliments salés, pas de vin avant huit ou dix mois, pas de fruits, car l'estomac en souffre, et quand l'enfant a deux ou trois petites dents tranchantes, on doit redouter qu'un morceau détaché du fruit soit avalé brusquement et cause la suffocation.

Pas ou peu de sucreries, parfois un pain d'épice, un biscuit, mais le plus rarement possible, d'autant plus que l'enfant n'aurait aucun appétit pour les choses simples qui doivent composer sa nourriture.

Il est dans quelques pays une habitude déplorable, c'est de faire prendre du café au lait en guise de nourriture; il faut s'en garder, car il excite l'enfant, est d'une mauvaise digestion, nourrit mal et occasionne souvent la diarrhée.

Aidé de la nourrice dont le lait permettra de surmonter bien plus facilement les malaises, si ce n'est la maladie, qui accompagnent la sortie des dents, ce régime permettra d'arriver entre l'évolution d'un groupe à un sevrage bien préparé et qui s'effectuera sans encombre.

Pour ne pas subir d'échecs dans les premières tentatives et même plus tard, quand l'habitude de manger est prise, on sera obligé d'éloigner la nourrice au moment du repas, car sa vue ferait bien souvent refuser la plus petite cuiller du meilleur aliment.

D'abord une fois par jour, puis deux et enfin trois fois vers un an, on donnera à manger et l'on sera d'une grande sévérité pour la bonne ou la nourrice, qui ne doivent rien laisser offrir à l'enfant dans ses promenades ou en faisant des commissions en dehors de votre surveillance ; car le boulanger donnerait un petit pain ; le boucher, du saucisson, du jambon ; l'épicier, du sucre candi ; le pâtissier, le confiseur, des bonbons, des gâteaux ; et les amis selon la friandise approvisionnée, s'évertuant, pour témoigner leur intérêt, à détraquer l'estomac et la santé de votre enfant qui grignotte un peu de toutes ces choses et n'a plus d'appétit pour manger ce qui lui conviendrait. Je connais un père nourricier

qui use du procédé ; c'est une mince économie de lait ou de bouillon à son bénéfice,
mais aussi il a de bien jolis élèves à faire
voir : pâles, chétifs, à gros ventre, quand ils
reviennent chez leurs parents, ils sont longtemps à se remettre avec un bon régime ; s'ils
ne l'y trouvent pas, ils s'étiolent et meurent... meurent par la cupidité de l'infâme,
l'incurie de leurs parents stupides ou sans
cœur.

CHAPITRE XIII

RÉGIME DES MÈRES ET DES NOURRICES

L'hygiène de l'enfant, ses digestions, sa vie sont intimement liées au régime de la mère ou de la nourrice. Nous le savons, en effet, tout ce qui impressionne la femme chargée de l'allaitement retentit chez le nourrisson, quelquefois avec une violence peu en rapport avec le point de départ. C'est ainsi qu'une nourrice, ayant ses époques sans aucune douleur, l'impressionnera parfois d'une manière très-fâcheuse; d'autres fois, il n'y paraîtra pas. En tout cas, il sera bon d'apprécier, et si la nourrice convient parfaitement sous tous les autres rapports, si l indisposition de l'enfant est peu de chose, un léger trouble, un peu de diarrhée pendant un ou deux jours, dont il se remet vite et bien, on gardera ladite nourrice; à plus forte raison si c'est la mère, lui fera-t-on continuer à nourrir. Et au cas où le lait diminue en ces circonstances mensuelles, on y suppléera par du lait de vache.

Mais s'il y a des coliques, des maux de reins, l'effet mauvais se fera sentir sur le lait avant, pendant et après ; si l'enfant en est gravement indisposé une, deux fois, il ne faudra pas attendre une troisième expérience, on cherchera du lait moins sujet à ces vicissitudes. Car cela arrivant chaque mois, supposons trois ou quatre jours seulement, il en résulte une indisposition d'une semaine au moins pour l'enfant, pendant laquelle il perdra ce que les trois semaines de calme lui auront fait acquérir.

Une des premières conditions à remplir pour être bonne nourrice est d'avoir un régime suivi et complètement en dehors de tout excès ; une mère, allaitant son enfant, aura, sous le rapport de la nourriture, cela va sans dire, ce qu'elle avait auparavant. On ne lui fera pas une cuisine à part, mais elle aura soin de s'abstenir des choses excitantes telles que le café noir, le thé, les spiritueux, les épices .. Elle ne fera pas usage d'aliments acides : salades, conserves au vinaigre, sirop de groseilles et autres de même espèce, dont l'action a été reconnue comme pouvant être nuisible au lait. On s'abstiendra aussi des légumes d'une digestion plus ou moins pénible : pois, haricots, choux et son dérivé, la choucroute, et autres du même genre.

Par exemple, il ne faudra pas mettre un trop long intervalle entre les repas, et, suivant les heures, on prendra, pour couper l'attente, quelques gâteaux, un morceau de pain, etc. Avec cela une bonne nourrice verra l'enfant qu'elle allaite profiter chaque jour, sans qu'elle-même se fatigue ni dépérisse.

Pour les nourrices sur lieu, il serait à désirer aussi qu'il n'y eût pas ou très-peu de changement dans la nourriture. Malheureusement, le nombre de celles qui sont raisonnables est fort restreint, et il est difficile d'obtenir qu'elles se surveillent un peu. Sous prétexte qu'une nourrice a besoin de se soutenir. c'est à peine si elles ne se donnent pas d'indigestions. On fera bien toutefois de ne pas leur procurer trop de viandes ; habituées presque toutes à se nourrir de végétaux, le changement brusque serait fâcheux à leur lait et ferait parfois reparaître leurs époques.

La même observation pour les aliments excitants, acides et autres, que je faisais tout à l'heure à la mère, subsiste nécessairement pour la nourrice; on la surveillera attentivement à cet égard et le plus possible sans qu'elle y prenne garde.

— De même pour les promenades, il est bon, surtout dans les grandes villes, de lui laisser peu d'occasions où elle soit loin de vous, la moralité, la prudence d'une nourrice ayant besoin de l'œil du maître pour ne pas se livrer à quelques écarts. Mais, pourtant, que l'exercice modéré et l'air pur ne manquent pas : il en faut à la femme qui allaite, comme à l'enfant qu'elle nourrit. Pour les filles de campagne surtout, habituées qu'elles sont à vivre en plein air, une surveillance et une séquestration trop grande produiraient l'ennui, la nostalgie, le dépérissement parfois. Il faut bien se garder de se laisser mener par elles, mais il est nécessaire aussi qu'elles aient une certaine liberté d'allures qui les fasse se plaire chez vous.

La vie réglée, calme, sans passions vives est absolument indispensable dans l'exercice de ces fonctions d'une haute gravité, c'est assez dire qu'il faut éviter les émotions de quelle nature soient-elles, de plaisir exagéré, de douleur, de colère ou d'amour. Une femme qui ne peut commander à ses passions ne sera jamais une bonne nourrice. Néanmoins il n'est pas à dire que l'on doïve se priver entièrement de toute distraction et fermer absolument l'oreille aux tendresses de son mari... il y faut seulement apporter beaucoup de discrétion, et si, par malheur, on devient enceinte, que l'enfant souffre, dépérisse, il est urgent de lui donner un autre lait. Mieux aurait valu certainement ne pas se trouver en cette occurence. Quant aux femmes à passions ardentes, elles ne peuvent nourrir sans exposer l'enfant à un danger de chaque heure, car le lait est dans le cas alors de devenir à tout instant un poison mortel pour l'enfant qui le suce.

Et si, tout en se surveillant, il se produit une émotion vive, on se gardera bien de donner le sein aussitôt après; on attendrait alors que l'impression fût passée ; le calme revenu, on tirerait le lait avec la pompe à cet usage, par deux fois, et l'on pourrait ensuite présenter le sein à l'enfant sans craindre de l'empoisonner. Si l'on était à la campagne, prise au dépourvu, une longue pipe de terre servirait très-bien à remplacer la pompe.

On ne donnera jamais à boire au froid, de peur d'engorgements et l'on couvrira bien la poitrine, soutenant les seins par un corset peu serré, utile pour empêcher les tiraillements pénibles au cas où l'on a beaucoup de lait.

Quant aux distractions de théâtre ou autres, il ne sera pas nécessaire de les proscrire absolument ; elles seront même utiles au cas où l'habitude en est contractée, mais on y apportera une modération toute particulière. Eh ! sans doute, une mère qui voudrait continuer à hanter les plaisirs brûlants de nos grandes villes serait la pire nourrice et je ne lui conseillerais jamais d'exposer par elle son enfant à des dangers bien plus redoutables que ceux d'un autre allaitement. Qu'on aille de temps à autre, par-ci, par-là à une petite soirée intime, qu'on passe une ou deux heures dans une salle de spectacle, je ne crois pas que cela puisse faire de mal ; mais qu'une femme du monde, de celles qui vont trois ou quatre fois par semaine et plus au bal ou au théâtre, se figure qu'elle pourra continuer ce train de vie et allaiter, c'est être dans une erreur funeste.

Les bals doivent être proscrits, parce qu'il faut s'y décolleter, qu'on y a chaud, qu'on s'y refroidit et qu'on n'a pas le courage de les quitter de bonne heure. Le théâtre n'est pas fameux non plus, car ils sont presque tous fort mal aérés, on y respire un air épais, chargé d'odeurs impures du gaz et d'autres ; un séjour prolongé dans une salle de ce genre ne convient pas à une nourrice ou du moins il lui faut en prendre à petites doses. Deux heures de commencement d'asphyxie doivent suffire au plaisir ; on se privera, dans l'intérêt de l'enfant, d'une partie du spectacle dont la durée est beaucoup trop prolongée pour une nourrice. N'était l'habitude, il vaudrait mieux encore ne pas y aller ; mais, pour quelques femmes, il faut ces distractions sans lesquelles elles périraient d'ennui.

Dans les rapports qui existent entre l'enfant et sa mère ou la femme qui en tient lieu pour le moment, il est très-utile aux deux intéressés que les repas soient pris et donnés à des heures fixes, suffisamment éloignés l'un de l'autre.

En effet, quand l'enfant est toujours au sein, le lait n'a pas le temps de bien se former, il est moins nourrissant, le petit homme boit plus souvent, est moins bien nourri, en souffre, et la femme aussi, qui s'épuise. Au contraire, lorsque les repas sont bien réglés, ils profitent mieux à l'enfant et la nourrice est plus à même de bien remplir sa fonction ; le lait s'habitue en quelque sorte à monter de préférence à l'heure ordinaire, de même que l'estomac de l'enfant à le demander à ce moment aussi.

J'ai connu, entre autres, une nourrice attachée à l'enfant, qui pouvait dire, placée dans une chambre voisine de celle où il dormait : mon lait monte, Paul se réveillera bientôt ; et il se réveillait effectivement peu après. C'était, en outre de la parfaite réglementation des repas, le résultat du rapport intime et mystérieux, indéniable, je le veux bien, qui les unissait, mais à coup sûr, il y avait beaucoup aussi de l'habitude contractée.

Les occupations doivent bannir toute oisiveté qui amène l'ennui, la paresse, et donne un sang lourd, une graisse de mauvais aloi. Il sera bon néanmoins, d'être très-circonspect lorsqu'il s'agira de faire laver le linge à l'eau froide par une nourrice, de crainte des engorgements, des rhumatismes, du trouble du lait, et il vaudra mieux la dispenser de ce soin. Presque toutes les femmes pauvres y sont obligées, mais cela ne vaut pas mieux, il s'en faut de beaucoup, souvent.

Il est un petit désagrément du métier, assez fréquent et douloureux, dont je veux dire quelques mots, j'entends les gerçures. Quand il y en aura quelqu'une, on donnera à boire malgré la douleur, parce que sans cela il pourrait survenir de l'engorgement et quelquefois des abcès; interminable et pénible chose. On ne laissera pas séjourner le lait dans la

petite fissure douloureuse et prompte à s'enflammer, on l'essuiera bien chaque fois après
boire; on pourra la recouvrir d'une petite
compresse avec de la glycérine ou d'un morceau de baudruche, appliqué avec du collo-
dion. On se servirait aussi de bouts de sein,
mais l'enfant n'en veut pas toujours; il meur-
trissent parfois les chairs et causent plus de
douleurs que la succion directe. En outre, il
faudra surveiller le lait, en observant le
nourrisson, car les érosions ou les gerçures
indiquent souvent qu'il est défectueux, et s'il
y a trouble dans les digestions, on sera dans
le nécessité, suivant les cas, de se pourvoir
autrement.

Surtout ne prenez aucun médicament sans
l'avis du médecin, car ils impressionnent
l'enfant; beaucoup de remèdes en effet in-
fluencent le lait et, par suite, le nourrisson;
et l'on ne saurait trop recommander aux
femmes qui allaitent, de prendre conseil près
d'un docteur, aussitôt qu'elles sont incommo-
dées ou dès que l'enfant souffre. Quelquefois il
y a peu à faire pour remettre la chose en
bonne voie, mais il faut l'expérience et le

savoir bien raisonné. Il est, par exemple, des
femmes dont le lait trop riche occasionne
des indigestions, du dépérissement, par suite,
et pour lesquelles il suffit d'éloigner les heures des repas à faire prendre au nourrisson,
au lieu de les rapprocher, comme on serait
tenté de le faire, voyant qu'il ne profite pas.
Car plus le lait séjourne dans les mamelles,
plus il y devient clair et liquide; en outre, la
première portion est la moins nourrissante,
le dernière est la plus riche; on pourra ainsi
calculer ce qu'il est à faire pour remédier
aux inconvénients signalés. Ceci demande
l'examen du lait, l'appréciation des circonstances et ne peut être fait par une personne
étrangère à la médecine; ainsi que d'autres
cas moins simples pour lesquels, à plus forte
raison, l'intervention médicale est absolument nécessaire.

CHAPITRE XIV

SOINS DE PROPRETÉ, — BAINS

La propreté minutieuse, avec son cortége d'ablutions, de linge blanc et de bains, constitue l'une des parties importantes de l'hygiène ; la peau respire à sa façon et sa large surface, constamment salie, toujours fonctionnant, demande à être dans un état parfait d'entretien pour se bien porter et fournir sa part à la santé générale. Nécessaires à l'homme, ces soins le sont bien plus encore à l'enfant, ils doivent être l'objet d'une grande sollicitude de votre part, mère attentive et aimante.

J'ai déjà dit, au chapitre des vêtements, ce qu'il en devait être du linge : frais, bien lavé et parfaitement sec, on n'économisera pas les peines pour l'avoir toujours dans ces conditions essentielles et le changer dès qu'il est humide ou souillé. Chaque fois que l'on procède à cette opération, à commencer par le matin, à la première toilette, on doit laver convenablement partout les coins et les recoins, les plis nombreux formés par la peau et la graisse de l'enfant. Une éponge fine et de l'eau douce ou simplement chambrée dans un appartement chaud, serviront à eet usage. Au commencement, on fera bien de prendre de l'eau tiède, puis, si on veut, on l'emploiera froide, pour stimuler la peau, fortifier les tissus en appelant une réaction et faisant circuler le sang plus vite et mieux. Ce n'est pas absolument nécessaire, mais comme les enfants s'y habituent sans difficulté, comme cela peut les aguerrir contre les refroidissements, et, après tout, leur procurer une certaine vigueur, je crois que c'est une pratique utile, à condition que l'eau ne soit pas glacée, et qu'on essuie bien les parties mouillées, dans une atmosphères chaude, où le refroidissement ne puisse se produire.

Il n'en est pas de même des bains froids, préconisés trop systématiquement jadis et dont l'emploi est entouré d'une quantité respectable de dangers : fluxions de poitrine, bronchites, etc.; il n'y faut pas songer

à cette époque de la vie voisine de la naissance ; tout au plus, au bout de la première
année sera-t-il prudent d'essayer cette méthode. L'homme n'est pas amphibie, et chez les
autres animaux, non aquatiques, dont les
faiseurs de systèmes invoquent l'exemple
à tout instant et avec beaucoup de complaisance, on n'en voit aucun fortifier ses petits
en les plongeant dans l'eau froide. En tout
cas, on se contenterait de tremper l'enfant
dans son bain ; l'en sortant avec rapidité, on
l'envelopperait de linges bien secs et chauds,
comme il convient en hydrothérapie dont le
but serait de fortifier.

Plus un enfant sera faible et maladif, plus
on aura soin de le tenir propre, le changeant,
le lavant et l'essuyant bien à chaque fois qu'il
se sera gâté. En effet, la nécessité de cette
pratique régulière est établie par la délicatesse plus grande de la peau chez le petit être
chétif ; elle saisit le moindre prétexte pour
s'irriter, s'enflammer, se couvrir de boutons
et souvent d'ulcères aux endroits où porte le
poids du corps. C'est si vrai, que les talons
deviennent rouges et sont entamés chez les

enfants malades, ayant de la diarrhée et des urines irritantes, lorsqu'on n'y prend pas garde.

S'il arrive que le derrière soit rouge, ait, comme on dit vulgairement, des feux, on obtiendra de bons résultats en le graissant avec de l'huile d'olives, d'amandes douces et le recouvrant, une fois huilé, d'un morceau de papier de soie. Cela forme un enduit et une couche imperméables à l'urine, en même temps, et aux matières qui glissent à la surface et, n'impressionnant plus la peau, lui permettent de reprendre son état normal.

Chaque fois que l'on procède à la toilette de l'enfant, après avoir lavé et bien essuyé, on a soin de répandre de la poudre de riz ou de lycopode dans les plis profonds de la peau : au cou, sous les bras, entre les cuisses, etc., surtout lorsqu'il est gras, sans quoi les bords du pli se touchent directement, et, frottant l'un contre l'autre, s'irritent, deviennent rouges. Il se forme une matière blanche, à mauvaise odeur, qui augmente encore l'irritation; cela va quelquefois jusqu'à s'ulcérer et l'on a souvent bien de la peine à guérir ces sortes de choses, d'autant plus que l'urine et les matières viennent ajouter leur actions à celle du contact. On évite tous ces ennuis par l'interposition d'une poudre fine qui empêche l'accolement des deux parois du sillon de graisse. Mais il faut ne pas omettre cette pratique, car deux ou trois heures de contact suffisent pour commencer l'irritation.

Si l'on ne m'a pas vu tout à l'heure très-partisan des bains froids, il n'en est pas de même des bains tempérés ; excellente chose comme hygiène, d'une action remarquable et bienfaisante chez l'enfant. Ce sont les amis du ventre à tout âge, on les emploie avec un succès merveilleux dans ses maladies pour l'adulte ; il n'est pas étonnant qu'il soient précieux dans l'enfance, très-sujette aux dérangements d'intestins.

Une ou deux fois par semaine, on donnera un bain, — 27 à 29 degrés centigrades environ, — mais ce ne sera pas avant la cicatrisation du nombril, dont le pansement ne doit pas être mouillé, non plus que la surface à vif, après la chute du cordon. Il y aurait exception naturellement au cas d'indications formelles, mais elles sont du ressort médical et ne permettent pas d'agir sans avis autorisé.

Les bains, utiles surtout quand l'enfant est un peu agité, seront, d'après l'état d'excitation, plus ou moins prolongés, plus ou moins fréquents. Il est des médecins qui les veulent tous les jours ou tous les deux jours; à mon avis, c'est en abuser; ils les prescrivent de dix à vingt minutes; à mon idée encore, en temps ordinaire de bonne santé, la durée est un peu longue. Je crois suffisant d'en donner un ou deux par semaine et de cinq à dix minutes; quand on dépasse, l'enfant est énervé, nullement tonifié, et l'on doit les recommander plus longs au cas seul où il y a trop d'excitation, pour une cause ou une autre.

Et ce sera toujours une heure au moins après avoir bu, de préférence le soir, quand on ne doit plus sortir, de peur de refroidissement. L'enfant, dans son costume composé d'une chemise de laine, — moins froide à la peau, — sera tenu la tête et le dos appuyés contre le bras gauche de la personne chargée de ce soin, dont la main et l'avant-bras du même côté, sous l'aisselle, viendront soutenir la poitrine en avant ; l'autre main sous les cuisses, près des genoux, achèvera de maintenir le petit baigneur. On a imaginé à cet usage une ceinture qui porte le nom d'Hélène-Julienne ; elle est d'un emploi très-commode, en ce sens qu'elle évite la manœuvre assez fatigante pour soutenir un enfant au bain. L'appareil se fixe aux parois de la baignoire

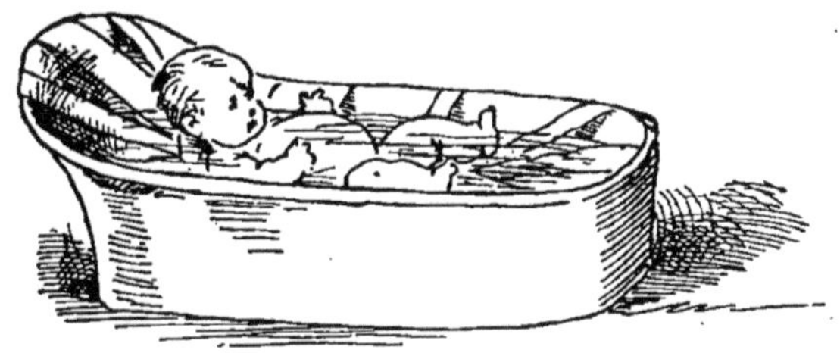

Enfant au bain.

et, varié sous forme de hamac ou de ceinture, rend des services qui le recommandent à l'emploi des mères.

Lorsqu'on verra s'approcher le terme fixé d'avance où l'on se propose de sortir l'enfant de son bain, la nourrice ou la mère, se mettant devant un bon feu, étendra sur ses genoux des linges chauffés et se disposera à recevoir le petit homme. Le plus rapidement possible on l'enlèvera de la baignoire, on le couchera sur les draps chauds après lui avoir ôté sa chemise de bain, on l'enveloppera bien et l'on essuiera partout ; puis les vêtements tout prêts, chauds et secs, auront leur tour. Quelquefois ou plutôt à chaque opération de ce genre, quand c'est fini, l'enfant désire boire ; c'est pour cela qu'il est bon d'en confier la dernière partie à la nourrice, afin de satisfaire immédiatement les désirs du petit affamé dont le bain a stimulé l'appétit.

Toutes ces choses contribuent essentiellement à la santé de l'enfance ; il ne faut pas se relâcher des habitudes de propreté indispensables pour le linge, les ablutions et les bains ; de plus, il faudra rejeter les idées singulières très-répandues sur le respect que l'on doit aux croûtes de la tête et autres malpropretés. Ce sont autant de préjugés dont il faut se défaire, car cette partie du corps demande à être soignée tout comme les autres. Un peu d'huile d'amandes douces tous les jours, et un très-léger grattage, suf-

fisent à enlever les plaques ordinaires au
cuir chevelu de cet âge. Et si votre enfant
est atteint de la maladie de peau qui de la
tête gagne le front, souvent toute la figure,
hideux assemblage de plaques repoussantes,
que l'on appelle vulgairement croûte laiteuse, gourmes, ne la laissez pas gagner
chaque jour en étendue et faites soigner
cela. Il est encore des médecins qui res-
pectent, disent-ils, une pareille chose et se
croisent les bras ; je crois leur inertie blâmable ; il n'en résulte pas d'accident, pas
même de laideur, il est vrai, car il n'y a
pas de cicatrices, mais on ne peut laisser
une semblable horreur sur la face d'un enfant ; cela empoisonne toutes les joies de
la maternité, car les baisers répugnent et
soulèvent le cœur. Il ne faut pas traiter tout
à la fois, si la maladie s'étend sur une large
surface, mais on la divisera en régions, auxquelles on appliquera successivement les soins
nécessaires. Il sera indispensable, quelquefois aussi, d'établir un dérivatif pour éviter,
comme le dit fort bien l'expression populaire,
que cela se porte à l'intérieur.

Car, outre la malpropreté, il entre dans le développement de cette maladie de peau d'autres causes liées à l'enfant même et à sa constitution, quelquefois à la nature du lait qui, étant trop riche pour un enfant délicat, favorise l'apparition de la croûte laiteuse. Aussi ne devra-t-on pas s'inquiéter seulement de traiter l'état local, il faudra songer encore à d'autres considérations plus généralisées. Je ne veux pas indiquer de traitement, je me borne à donner l'avis de s'inquiéter près du médecin et de ne pas rester dans une incurie complète, suivant la coutume ordinaire,

CHAPITRE XV

DE L'EXERCICE. — DES PROMENADES

Les enfants ont besoin, pour se développer et se fortifier de conditions autres que la nourriture et le sommeil bien réglés, il leur faut aussi de l'air pur, du soleil et de l'exercice en proportion de la délicatesse de leurs membres. Aux premiers temps de la vie, les mouvements dont ils sont capables sont peu de chose, comme effet produit, relativement aux objets extérieurs. Avant que la main saisisse, que les jambes et les pieds fassent avancer en se traînant, il s'écoule un nombre de mois à compter. Néanmoins les peti s muscles veulent agir, les bras, les mains iront de droite et de gauche de la façon la plus malhabile, les jambes et les cuisses retroussées se mettront de la partie : c'est tout l'exercice possible, apprentissage instinctif que l'on favorisera tous les jours au moment de la toilette, des lavages et autres soins fréquents nécessités et réglés par la force des choses... L'enfant, placé sur les genoux de sa mère ou sur un lit, dans une chambre où il ne puisse se refroidir, fera tout à l'aise manœuvrer ses petit membres, riant, chantant, heureux.

Puis vient la promenade, exercice très-profitable, mais pour lequel, surtout en hiver, il faudrait bien attendre une douzaine de jours, en vue de la délicatesse générale du petit être tombé nu au milieu d'une atmosphère dont la température n'est pas aussi clémente que celle dont il avait l'habitude. Le moment propice à l'inauguration des sorties serait indiqué par la chute du cordon ombilical, si l'on voulait être prudent, à la mauvaise saison ; en été, quand l'enfant est vigoureux, il ne serait pas nécessaire d'attendre au delà de cinq à six jours.

Il était autrefois, à Paris et dans les grandes villes, une obligation funeste à la santé des nouveau-nés, c'était la présentation à la mairie pour la constatation. Aujourd'hui l'élan est donné, cette formalité n'est plus obli-

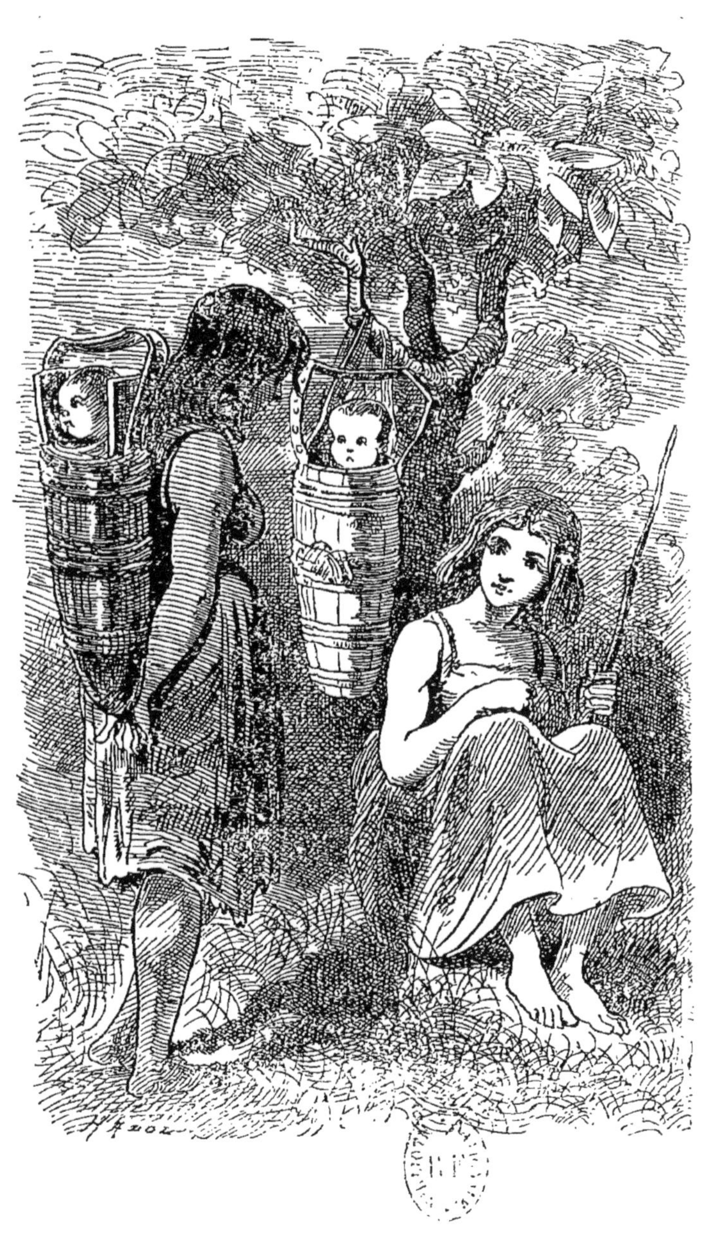

gatoire dans beaucoup de grands centres ; à la campagne, où tout le monde se connaît, ou est beaucoup moins rigoureux, une simple déclaration avec témoins suffit.

Je donne ici l'arrêté que M. le préfet de la Seine a rendu à ce sujet ; on y verra ce que l'on doit faire pour éviter la sortie prématurée de l'enfant, en vue de l'état civil.

« Art 1er. A partir du 1er janvier 1869, les parents qui auront à faire constater à domicile la naissance d'un enfant devront faire la demande par écrit, dans les vingt-quatre heure de la naissance, à la mairie de leur arrondissement, avec indications :

1° Des noms, prénoms et domicile des parents ;

2° Des jour et heure où la naissance a eu lieu.

3° Du sexe de l'enfant.

» Art. 2. La constatation à domicile sera faite sans frais d'aucune espèce pour les parents, par un médecin de l'état civil.

» Art. 3. Le bulletin de constatation déposé à la mairie par le médecin de l'état civil tiendra lieu de présentation de l'enfant pour la

16.

déclaration de naissance, qui devra toujours y être faite dans les termes et délais des articles 55 et suivants du code Napoléon. »

Quant au baptême, pour lequel on fait sortir de trop bonne heure le jeune néophyte, on peut l'ajourner sans inconvénient, je pense, et concilier toutes les petites histoires de parrain, de marraine, avec l'intérêt de leur filleul, et, si l'enfant était souffreteux, ce serait une raison de plus pour retarder la visite à l'église. Au cas où vous craignez sa mort, baptisez-le vous-même, et n'ajoutez pas une chance mauvaise, pour une terminaison funeste, en le portant à l'air froid, dans une église humide et glaciale.

Ce sont des ennuis auxquels il faut se soumettre, des précautions utiles, et, quand il s'agit de promenades, il y a beaucoup de soins à prendre encore. C'est pour cela que je regarde comme bien plus heureuses les mères qui le deviennent en été ; leur tâche au début est de beaucoup allégée, il n'est plus à s'entourer de tant de minuties, à redouter ces mille et un accidents dûs au froid, et quand arrive la mauvaise saison, l'enfant grandi est bien mieux en état de la supporter, cela va sans dire.

Mais pendant ces douze jours de séquestration hibernale, il faut, vous le pensez bien, pour compenser, avoir soin de ne pas tenir tout le jour l'enfant dans la même chambre. On le promènera, on le mettra, s'il est au lit, dans une autre partie du logement, tandis que l'on aérera largement celle où d'ordinaire il se tient. Le tout sans l'exposer au froid vif dont notre climat de France jouit pendant l'hiver.

Après cette période de précautions, il ne suffit plus d'ouvrir les fenêtres pour donner l'air pur et vivifiant, il faut la promenade au dehors, le soleil s'il est possible. On en trouve toujours bien un peu de temps à autre, et c'est à regretter beaucoup quand une pluie obstinée s'y oppose. Car je pense qu'il n'est pas à sortir l'enfant quand même et par tous les temps, comme on dit; l'air humide ne vaut rien à la nourrice, dont les pieds se mouillent, ni au nourrisson, que pénètre le brouillard. Je tiens beaucoup au soleil et je voudrais y voir l'enfant lorsqu'il est possible.

Profitez d'une éclaircie, faites la promenade une demi-heure, une heure en commençant, et augmentez petit à petit la dose. Mettez un voile, vert ou bleu, pour ménager la vue, si délicate à cet âge; le tissu doit être léger, pour ne pas empêcher l'air de se faire jour à travers les mailles et il protégera efficacement les yeux contre les coups de vent ou la lumière trop vive. On pourrait avoir aussi un parasol épais, double de bleu, tel qu'en ont les touristes. Sortez au meilleur moment du jour, c'est-à-dire, en été, quand il ne fait pas trop chaud; en hiver, quand il y a un peu de soleil. Le bon air nourrit l'enfant en ce sens qu'il lui donne appétit et facilite les digestions. Et si le teint est un peu hâlé, tant mieux, en dépit des idées de coquetterie mal comprise pour le teint blanc de son enfant, auquel il faut ces bains d'air sans lesquels on s'étiole. Mais évitez avec soin les grandes chaleurs qui l'abattent, le font transpirer outre mesure et peuvent occasionner vers la tête des accidents de congestions redoutables.

J'ai parlé, quand il s'est agi du maillot, d'une sorte de promeneuse que j'ai appelée

calepin ou portefeuille, munie d'un oreiller ;
elle est très-commode pour les promenades,
lorsque l'enfant ne peut encore se tenir sur le
bras. On en fait en osier de pareilles comme
disposition, dans le genre canadien; c'est une
sorte de petit berceau sans pieds, muni d'un
couvercle qui se rabat de l'extrémité inférieure de l'enfant vers le haut de la poitrine,
un oreiller reçoit la tête et le dos, comme
dans le calepin, la manièrs de porter est à
peu près la même. Très-avantageux pour l'enfant, ce système, un peu embarrassant, est
dur au bras et à la poitrine de la bonne ou de
la nourrice, qui le trouve souvent moins commode que la promeneuse d'étoffe.

Jamais on ne confiera, loin de toute surveillance, un enfant quelconque (au maillot
ou sur le bras) à d'autres enfants de huit à
dix ans ou à des personnes étourdies. Cela
arrive malheureusement trop dans la classe
ouvrière et pauvre: les ressources nécessaires
manquent, celui qui pourrait être sans danger investi de cette mission de confiance est
obligé d'aller au travail ; restent les infirmes
ou les faibles, auxquels on est forcé de re-

courir; de là des accidents sans nombre.

Il s'est formé à Paris, peut être ailleurs, je ne sais, des associations de personnes charitables, dans le but d'instituer des crèches. Ce sont des maisons où chaque jour l'ouvrière apporte son enfant, le reprenant le soir, et dans la journée lui venant donner à boire, une, deux fois et plus, suivant l'âge et la possibilité du déplacement. Dans l'intervalle, des personnes éprouvées surveillent et parent aux besoins qui ne regardent pas forcément la mère. Il y a peut-être quelques inconvénients comme salubrité, à cause de l'encombrement; comme surveillance, à cause du grand nombre d'enfants et du peu de monde relatif employé à ces soins. Mais ces choses peuvent être modifiées : les maisons plus nombreuses pour agglomérer moins, le personnel augmenté pour faire mieux son office, constituent des perfectionnements auxquels subviendra sans doute la charité individuelle, si ce n'est une intervention plus administrative à laquelle notre époque reconnaissante, mais un peu molle, s'habitue de plus en plus, par suite des bienfaits de l'organisation in-

telligente de l'Assistance publique. Et même
dans l'état actuel, les crèches sont un progrès
énorme, elles permettent d'éviter bien des
malheurs et laissent à la mère toute facilité
pour gagner son pain de tous les jours; on
doit honorer et aider dans la mesure de ses
moyens les personnes charitables qui ont eu
cette noble idée et l'ont mise à exécu-
tion.

Revenons à la promenade, pour dire que
l'enfant sans maillot doit être bien maintenu,
confortablement assis sur l'avant-bras, comme
tout le monde sait. On le portera tantôt à
droite, tantôt à gauche, car, s'il n'était pas
changé, il en résulterait, en cas de faiblesse,
des déviations du dos ou des hanches, d'où
naîtraient, en outre des inconvénients pour la
marche, des conditions extrêmement fâcheuses si l'enfant était une fille, car, ayant un
bassin difforme, elle courrait grand risque
lorsque à son tour elle deviendrait mère.
Vous aurez aussi une bonne manière de le
tenir, ce sera de le placer devant vous, le dos
contre votre poitrine, assis sur votre avant-
bras droit, votre main gauche en avant; de

la sorte, il ne pourra s'affaisser sur lui-même et ne se fatiguera pas.

Ajoutons, en passant, qu'une petite voiture bien suspendue est chose utile, ménageant les forces de la bonne ou de la nourrice et dans laquelle l'enfant, devenu lourd, est bien mieux que sur un bras fatigué.

La petite gymnastique, sur le lit ou les genoux maternels et les promenades à l'air

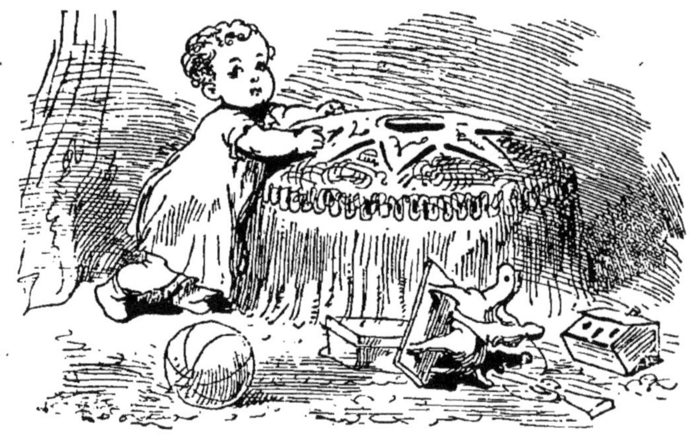

Gymnastique de chambre.

constituent jusqu'à huit ou neuf mois tout l'exercice de l'enfant. Mais, vers cet âge, il faudra le mettre sur un tapis à terre, en présence de quelque jouet ou en face d'une personne qu'il aime et complaisante en cas d'im-

patience. Il se retourne plus ou moins bien
d'abord, puis il se ramasse sur lui-même,
essaie, en pliant les jambes sur les cuisses,
s'aidant des pieds et des mains, de s'avancer
un peu et enfin parvient à se traîner. Ensuite
il s'accroche aux meubles, se soulève sur les
genoux, sur les pieds, tente quelques pas, et
arrive ainsi progressivement à marcher, au
bout d'un temps en rapport avec ses forces. Il
va sans dire qu'il faut le surveiller pour qu'il
ne heurte pas sa tête quand il roule à terre,
qu'il ne s'approche pas d'objets aigus, etc...

Ce système a l'avantage de laisser l'enfant
à l'inspiration spontanée de ses forces, il les
connaît, les emploie mieux que nous et chaque effort couronné de succès correspond à
un développement réel, tandis que les lisières
et les essais de marche peuvent réussir pour
faire changer les jambes, mais la force réelle
nécessaire n'existant pas, on s'expose à les
rendre cagneuses ou à tordre les pieds en de-
vançant. Parfois l'enfant s'ennuie seul à terre,
on le soulèvera, on l'aidera avec les mains,
jamais avec une lisière qui comprime et souvent rétrécit la poitrine ; jamais on ne le

prendra par les bras non plus, car on s'exposerait à les disloquer.

Il y a, dans le commerce, des appareils spéciaux destinés à soutenir l'enfant dans ses premiers pas, ils sont d'ordinaire formés de quatre barreaux inclinés en pyramide tronquée, reliés entre eux par des bâtons et dans lesquels on place l'enfant qui s'appuie sur eux. Un des meilleurs est le chariot à roulettes, de M. Flamant, dont la partie supé-

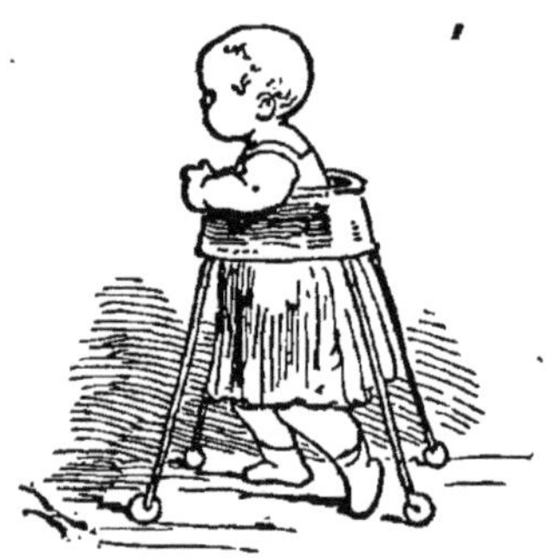

Chariot Flamant.

rieure, en forme de ceinture capitonnée, supporte bien la taille et dont les pieds munis de vis, qui permettent de le hausser plus ou moins, s'accommodent à l'accroissement du petit homme. On pourra se servir de ce système qui évite parfois beaucoup de fatigue, mais quand l'enfant ne demande pas mieux que de rester à terre il ne sera pas besoin de chariot, l'exercice progressif du tapis suffira.

Et quand l'enfant se traîne, se soulève, se prend aux meubles, il est inutile de l'affubler d'un bourrelet qui exerce une compression fâcheuse sur la tête et qui, amortissant le moindre choc, empêche les leçons de l'expérience qu'il faut en tout acquérir un peu à ses dépens. La surveillance doit le remplacer et quand l'éducation des jambes, des bras, est abandonnée à l'instinct qui donne la conscience de la force acquise et guide sûrement, dans ses nouvelles applications, les chutes sont rares et s'exécutent peu sur la tête ; il est donc inutile de la serrer en l'échauffant, comme il arrive par le bourrelet.

Dans les exercices, les jouets remplissent un rôle important ; ce sont des prétextes à une quantité de mouvements variés des bras, des mains, de tout le corps. Ils sont bien simples à cet âge ; l'objet le plus vulgaire est souvent le préféré : une boule, une clef, un anneau, la moindre chose est le motif de joies et d'amusements que ne procurent pas les plus beaux polichinelles, les hochets les plus riches. Pour ceux-ci, disons que les racines d'iris, de guimauve, recommandées pour la première fois par Jean-Jacques Rousseau, suffisent quelquefois, comme aussi il leur arrive d'être dédaignées. Certains enfants n'en peuvent aimer la saveur et préfèrent l'ivoire, qui, sous des formes variées, anneaux, chapeaux chinois, trompettes, etc., doivent être choisis parmi ceux qui n'ont pas d'ornements de cuivre, de laiton, — se couvrant de vert-de-gris et capables d'empoisonner, — ni de sculptures présentant des aspérités pointues ou tranchantes, susceptibles de blesser l'enfant. Celui-ci s'inquiète peu de l'élégance des agréments, et je crois qu'il est inutile d'y mettre soi-même beaucoup de coquetterie. Ce qu'il faut, c'est quelque chose de résistant à mordiller : les objets mous et souples ont souvent peu de succès.

Ces jouets de la première enfance ont l'utilité d'exciter un peu la salivation, et celle-ci peut être avantageuse pour la sortie des dents. Les gencives, étant dans un bain perpétuel, s'enflamment moins et causent par là moins de douleurs. Je ne crois pas qu'ils hâtent leur apparition, et que par le *mâchonnement* la gencive, pressée entre le hochet et la dent qui s'apprête à se faire jour, soit coupée comme on le dit parfois, car alors on verrait un sillon au bord tranché bien avant qu'on aperçût la dent, ce qui n'a pas lieu. Je pense que l'enfant n'est pas conduit à mordiller et à serrer tout entre ses mâchoires par l'instinct de hâter la marche du phénomène; mais qu'il y éprouve un soulagement par la simple pression, comme une personne qui a mal aux dents les serre quelquefois très-fort l'une contre l'autre en grinçant.

Quoi qu'il en soit, le hochet répond à un besoin de l'enfant; il faut le lui procurer et prendre en considération les réserves que je fais sur la partie décorative de ce jouet.

CHAPITRE XVI

Je l'ai dit et le répète, il faut un médecin dans les cas persistants d'indisposition, de diarrhée qui dépasse un ou deux jours, de mouvements nerveux, de dépérissement ou même d'état stationnaire ; mais il est des cas légers où l'œil maternel verra le mal de peu, où des moyens simples suffiront à mettre les choses en bonne voie. J'en veux parler ici et dire ce qu'il serait à faire, recommandant encore, avec une persistance — qui n'est pas du radotage, — de ne pas droguer l'enfant de sa propre inspiration ; car il est trop de mères pour abuser d'une expérience acquise on ne sait comment, et dont tous les remèdes consistent dans un excès de sirop de chicorée, de sirop d'ipécacuanha. On les donne à tort et à travers, à la moindre indication ; on en a toujours des provisions prêtes, — et c'est une bonne chose, pour que le médecin puisse les ordonner et les faire prendre immédiatement, s'il y a lieu, mais il ne faut pas vous en servir sans lui. Votre appréciation, en dehors de toute connaissance sérieuse, est souvent à côté de ce qu'il faudrait, et, croyez-moi, attendez votre docteur ; il y aura toujours moins de danger à faire prendre un peu plus tard un remède efficace que d'en administrer un dont l'emploi ne serait pas indiqué.

Quand l'enfant souffre, le désordre retentit toujours plus ou moins sur le tube digestif : c'est de ce côté que devra se porter l'attention pour avoir une sorte de thermomètre de la santé. Les selles, au cas où tout va bien, sont jaunes, bien liées, et ressemblent à des œufs brouillés au beurre ; elles ont lieu deux à trois fois dans l'espace de vingt-quatre heures et se produisent à l'insu des assistants, car elles ne sont annoncées ni par des cris, ni par des contorsions, ni par des vents.

Mais au contraire, s'il y a de ces choses-là, des vents, même sans diarrhée, c'est qu'on a affaire à un lait séreux, trop léger et qui, tôt ou tard, amènera une irritation de l'estomac et des intestins, le dépérissement, souvent la mort, à moins que l'on y remédie par un changement favorable d'un meilleur lait. S'il n'y a que des coliques passagères, on placera l'enfant devant un bon feu clair, on lui mettra des cataplasmes, des serviettes chauffées sur le ventre ; si les cris et les mouvements de douleur persistent, on frictionnera avec de l'huile de camomille camphrée ; enfin, si malgré tout l'enfant ne se calme pas, on appellera le médecin. On ne peut être continuellement pendu à sa sonnette pour des indispositions qui cèdent à ces petits moyens vite et ne revenant qu'à de rares intervalles ; mais, au cas où le mal ne diminue pas, il n'est pas à craindre d'agacer les médecins, car ils savent tous l'attention qu'il faut apporter aux choses de l'enfance.

Surtout si les vents sentent mauvais, qu'ils soient accompagnés de diarrhée verte ou de selles blanches, il faut demander conseil. Il est au premier âge différentes colorations des selles qui indiquent au médecin la cause probable d'un dérangement : les vertes nécessiteront un régime, un traitement autres que les blanches, celles-ci venant d'une alimentation trop riche et le lait n'étant pas digéré, celles-là provenant d'ordinaire d'un lait pauvre. J'ai vu de ces diarrhées, jaunes quand l'enfant rendait ses matières, devenir bleues à l'air et sans qu'il soit possible de trouver à la nourrice autre chose que du lait séreux, ne prenant, disait-elle, aucun médicament; le remède presque immédiat consistait à trouver d'autre lait dans de bonnes conditions.

On pourra soi-même prendre quelques mesures de régime, si la diarrhée est légère; ainsi on mettra l'enfant un peu à la diète du sein, et, s'il mange de bonne heure, on suspendra pour ne plus lui donner que du lait. S'il a neuf ou dix mois, on lui fera sucer quelques mouillettes de pain trempées dans un œuf à la coque, dont on aura soin de ne pas faire manger le blanc, qui est indigeste. On retirera aussi des avantages de petits lavements d'eau de riz; mais il ne faudra pas en abuser, non plus que des lavemen's de guimauve, de graine de lin avec de l'huile, du miel ou de la mélasse quand il y aura de la constipation. Ce sera seulement dans les cas où des cris inexpliqués ne pourront trouver d'autre interprétation par le long temps écoulé depuis la dernière selle. On usera discrètement aussi des suppositions carottes ou poireaux, qui rendent l'intestin paresseux. Un peu de beurre frais dans la panade, quelque eau miellée et autres légers laxatifs combattront mieux et sans inconvénient.

Du côté de l'estomac, le simple rejet du lait pris en trop est généralement considéré comme un heureux signe de bonne santé; effectivement il démontre qu'il y a de quoi nourrir, mais ne signifie pas grand'chose d'autre. Si cela devient du vomissement, qu'au lieu d'être blanc de lait caillé les matières rendues soient vertes, en abondance, il y a certainement une irritation qui tient à la nourrice; pour peu que cela dure, il sera nécessaire d'aviser.

L'époque de la dentition demande une surveillance particulière : il est bon de diminuer un peu les aliments autres que le lait, de voir ce qui se passe du côté de la bouche, si elle n'est pas trop chaude, s'il n'y a pas quelques aphtes, rien d'extraordinaire enfin. Les racines d'iris, de guimauve, le miel rosat ou commun, le sirop de mûres, de Delabarre, sont utiles en ces occasions à promener du bout du doigt sur les gencives gonflées.

La diarrhée qui accompagne est considérée à juste titre comme une bonne chose, car la tête étant alors sujette à s'embarrasser, le flux intestinal détourne les dangers à craindre sans lui. Mais il n'est pas à dire qu'on lui laissera prendre trop d'intensité; au contraire, il sera quelquefois nécessaire de le modérer, mais on ne doit jamais le faire sans conseil et de son propre mouvement, car la suppression pourrait être brusque et plus dangereuse qu'un très-fort dérangement, par suite du transport du sang au cerveau.

S'il arrivait que l'on fût, — comme cela se voit, — surpris sans secours dans une période d'évolution dentaire, si l'enfant avait des mouvements convulsifs, il faudrait l'exposer nu à l'air, lui faire respirer du vinaigre, le frictionner avec de l'eau-de-vie, lui donner le fouet, et, si l'on a sous la main du sirop d'éther ou de fleurs de tilleul, d'oranger, lui en faire prendre une ou deux cuillers à café, en attendant le médecin.

Je terminerai ces considérations écourtées à dessein, de peur d'abus, sur les indispositions de l'enfance, par quelques mots sur la vaccine. On y songera, autant que possible, à l'automne ou au printemps, c'est-à-dire quand il ne fait ni trop chaud, ni froid, vers la fin du deuxième mois, le commencement du troisième. Il ne faudra pas vacciner un enfant plus tôt qu'à cet âge, parce qu'il supporterait moins bien et qu'on s'exposerait à un insuccès; l'opération manquant deux fois sur trois chez les nouveau-nés. On cherchera autant que possible à se procurer du vaccin sur un enfant de belle apparence, âgé de trois mois au moins. J'ai eu l'occasion de dire le premier, je pense, dans un autre travail, que cet âge devrait être de rigueur pour les enfants qui fournissent du vaccin, car alors on peut être rassuré sur les chances mauvaises de maladies contagieuses, transmises quelquefois par ce procédé. En effet, leurs symptômes se montrent avant cette époque, et un enfant qui ne les a pas eus peut être regardé comme sain.

Pour éviter les accidents auxquels je fais allusion, on a eu recours à du vaccin pris sur des génisses. Je n'entrerai pas dans l'examen de la question, ce qui m'entraînerait trop loin, et ferai observer seulement qu'il se développe moins vite que l'autre, c'est-à-dire qu'il faut ne pas être inquiet du retard et reculer les mesures de prudence pendant les jours de fièvre et d'agitation, jusqu'au dixième ou onzième. On ne doit pas sortir l'enfant à ce moment-là, qui arrive d'ordinaire dans la vaccine de bras à bras, quand le bouton est bien levé, vers le sixième ou septième jour. Et s'il y avait trop d'inflammation, du gonflement, on mettrait des cataplasmes de fécule de pomme de terre, de l'huile d'amande douce, pour calmer la douleur. C'est tout ce qu'il y aura de nécessaire, car la vaccine ne donne pas lieu d'ordinaire à d'autres accidents qu'un peu de fièvre pendant un jour ou deux, sans complication aucune.

CHAPITRE XVII

DU SEVRAGE

Au milieu de ces soins, des joies et des fatigues, suivant pas à pas avec un intérêt d'enfant les progrès de tous les jours, petites chatteries, entretiens insensés et monosyllabiques, on arrive au terme où l'on doit songer au sevrage. Moment redouté, souvent remis, quelquefois trop hâtif. Prématuré, il est fatal au nourrisson ; poussé trop loin, il peut compromettre la santé de la mère. Il vaudrait certes beaucoup mieux prolonger d'une façon ridicule que de sevrer trop tôt ; mais il n'est pas d'époque à donner pour l'instant où l'on doit supprimer à l'enfant le lait de femme. Le guide le meilleur est à coup sûr l'évolution dentaire ; on fera en même temps entrer en ligne de compte la santé actuelle, l'habitude plus ou moins acquise de manger, la facilité avec laquelle ont apparu les premières dents. Le lait sera, en effet, plus ou moins nécessaire pour doubler le cap, suivant qu'il y aura tempête ou calme parfait quand une dent vient à percer. Et, selon le cas, on reculera plus ou moins, continuant au delà des canines s'il y a souffrance, car le lait aide merveilleusement à surmonter la période dangereuse.

Pour être à même de ne pas se fourvoyer et ne pas tomber juste sur une évolution dentaire, quand on croirait être dans un moment de repos, il est nécessaire de savoir que les dents sortent en groupes séparés par des intervalles où le calme règne, où toute espèce de travail de ce côté dort et n'expose à aucun danger. Il faut profiter d'un de ces intervalles et bien se garder du mauvais moment, car la mort est parfois le résultat d'un sevrage opéré dans ces conditions.

Voici quel est l'ordre de sortie habituel ; il est quelques exceptions pour le début : Louis XIV, Sully et M. Broca, de la Faculté de Médecine, sont venus au monde avec des incisives; d'autres ne font leurs premières qu'à l'âge de dix-huit mois, deux ans : ce sont des raretés ; mais, une fois les premières dents apparues, les autres suivent presque toujours dans le même cercle de périodes.

Les dents de lait sont au nombre de vingt et constituent cinq groupes ou époques de sorties.

Le premier se compose de deux incisives en bas, celles du milieu ; elles se montrent de six à neuf mois, d'ordinaire le même jour, quelquefois l'une deux ou trois jours après l'autre.

Repos absolu de six semaines environ.

Le second groupe comprend les quatre incisives de la mâchoire supérieure ; elles apparaissent entre le dixième et le douzième mois, dans l'espace de trois à quatre semaines, et sont suivies d'un repos variable qui peut être aussi de trois à quatre semaines seulement.

Le troisième comprend les deux incisives latérales du bas et les quatre premières molaires, se montrant du douzième au quinzième mois.

A la suite, il y a repos complet de quatre à cinq mois.

Le quatrième groupe, celui des quatre canines, commence du dix-huitième au vingt-deuxième mois ; il en met trois à sortir.

Le repos est d'une très-longue durée, jusqu'au cinquième groupe des dernières molaires, qui paraissent de deux à trois ans.

Les meilleures époques de sevrage, on le voit en raison de la durée des temps de calme, sont après le troisième ou le quatrième groupe. Ce dernier serait le préférable, mais il mène bien loin. On pourrait peut-être aussi profiter du peu d'intervalle qu'il y a entre le deuxième et le troisième groupe ; néanmoins, il serait beaucoup plus prudent de ne pas sevrer avant la troisième période, suivie d'un repos de quatre à cinq mois. Plus on devancerait, plus il serait à craindre. Mais il arrive par malheur, comme je l'ai dit en parlant de l'allaitement artificiel, qu'une mère pauvre, dont le lait se passe, soit obligée de pratiquer le sevrage prématurément. Dans ce cas, il vaut souvent mieux à trois et quatre mois qu'à huit ou neuf, quand les dents travaillent leur sortie. Dans ces circonstances malheureuses, on s'en tire comme on peut, guidée par un médecin qui apprécie les ressources du lait, l'état de l'enfant et les préparatifs de sa mâchoire.

Mais si l'on pouvait prendre son temps, il serait blâmable, imprudent au premier chef de sevrer à huit, neuf et dix mois, quand il n'y a pas encore de dents ; on risquerait de tomber dans la période d'évolution, de faire payer de la vie l'impatience de se voir délivrée d'une nourrice ; — c'est d'ordinaire le motif qui fait agir ainsi ; — et il est absolument indiqué d'attendre au moins à cette époque la sortie des premières incisives.

En temps ordinaire, suivant les conditions normales, il faudra préparer le sevrage de longue main ; c'est ainsi que l'on donnera à manger, comme je l'ai dit au régime. La mère, dont le lait diminue et devient insuffisant, y conduit, en dépit des systèmes : et quand on y songera, je pense qu'il sera préférable de déshabituer petit à petit l'enfant de teter le jour et non la nuit, car, si on lui donne le sein dans la journée, il ne mangera pas ou très-difficilement; tandis qu'au réveil, après les petits sommes du jour, à la rentrée de promenade, l'appétit est bien disposé, et si l'on présente un potage, une panade ou enfin ce que l'on a préparé, l'enfant, — qui ne voit pas sa nourrice, — absorbe ce qu'on lui offre et habitue son estomac, tout son être, à puiser ailleurs que dans le lait la nourriture nécessaire à son développement.

Lorsque, avant le sevrage, on est dans une période de sortie d'un groupe, il ne faut pas suspendre l'alimentation étrangère à la nourrice; mais l'enfant, — c'est à prévoir, — y sera beaucoup moins disposé; on le pressera moins et on lui donnera le sein plus souvent.

Et quand toutes les mesures sont prises, une nuit, la nourrice congédiée ou la mère éloignée dans une autre chambre, au lieu du sein on présente un biberon rempli d'eau sucrée, quand l'enfant se réveille pour boire. De nuit en nuit, on sucre moins, et, au bout de peu de temps, il ne veut plus rien. Cela vaut mieux que de donner du lait de vache au biberon, comme on fait parfois, car, plus tard, c'est encore un nouveau sevrage. Avec

le système de l'eau, l'enfant est quitte pour
manger de meilleur appétit le jour et se ré-
veiller moins : l'estomac, les intestins sont
prêts, la gradation est établie par l'usage habituel des potages et autres aliments qui suffisent sans qu'il soit besoin de nourrir la nuit.
S'il y a quelques difficultés au moment où
l'enfant voit sa mère, s'il se jette sur elle
pour avoir le sein, on l'en dégoûtera par de
la moutarde, de l'aloès, de l'extrait d'absin-
the ou autres amers placés sur le mamelon.

Il sera plus facile d'opérer au printemps ou
en automne que par les grandes chaleurs qui
excitent, ou par le froid qui empêche de sortir. L'enfant sera plus distrait à l'air qu'à la
chambre, où il verrait plus souvent sa mère,
si elle l'a nourri, où il serait moins tranquille, s'il a eu une étrangère, car la promenade calme beaucoup et fait passer les souvenirs.

Et si l'enfant est en nourrice à la campagne, il faudra l'appeler à la ville assez longtemps après qu'on l'aura sevré, car le changement d'air, à cette époque, pourrait le
rendre malade ou, pis encore, le faire mourir.

N'en abusez pas, toutefois, comme je l'ai vu d'un enfant qui, placé au village, revint chez son père un bâton à la main. Il jouissait d'une belle santé, mais c'était un vrai paysan, un rustre parfaitement étranger à sa mère et à son père, qui eurent beaucoup de peine à lui faire oublier les champs et ceux qu'il regardait comme les véritables auteurs de ses jours. L'affection tardait à se montrer, en raison du peu d'attachement, sans doute, qu'on lui avait témoigné jusqu'alors.

Une recommandation pour la mère ou la nourrice : Purgez-vous au sevrage et, si vous êtes un peu fatiguée par l'accomplissement de votre noble tâche, mettez-vous à un régime reconstituant, quelquefois nécessaire.

Toutes ces choses d'apparence futile, considérations et règles presque mesquines, constituent un ensemble, un faisceau, comme celui dont parle la fable ; prises séparément, ce n'est rien, ou du moins, peu de chose, mais réunies elles sont une force, la santé en est le résultat. Elles ont besoin l'une de l'autre pour concourir au même but ; séparées, il leur manque un appui qu'elles se donnent réciproquement.

C'est pourquoi, madame, il n'en faut négliger aucune, vous habituer à les pratiquer toutes régulièrement, et vous verrez qu'une fois établies, vous les suivrez sans peine, sans vous en douter, et, comme l'enfant s'en portera mieux, la tâche sera d'autant allégée, rendue facile, mon but atteint, si j'ai pu vous servir en quelque chose; ce que je souhaite bien vivement, n'en doutez pas.

FIN

TABLE DES MATIÈRES

Paris — EDGARD LEVÉ et fils ainé, Imprimeurs, rue B , 7.